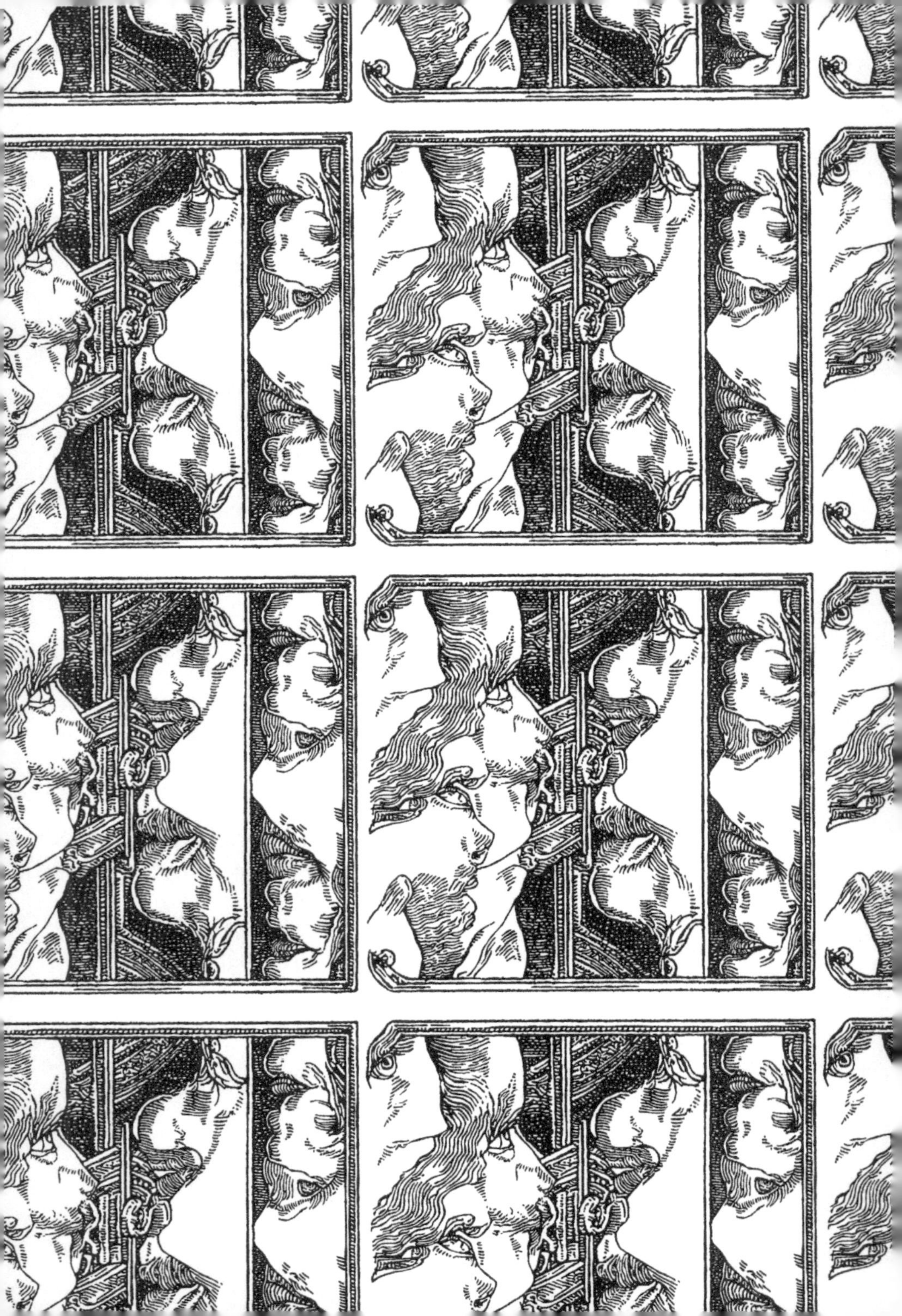

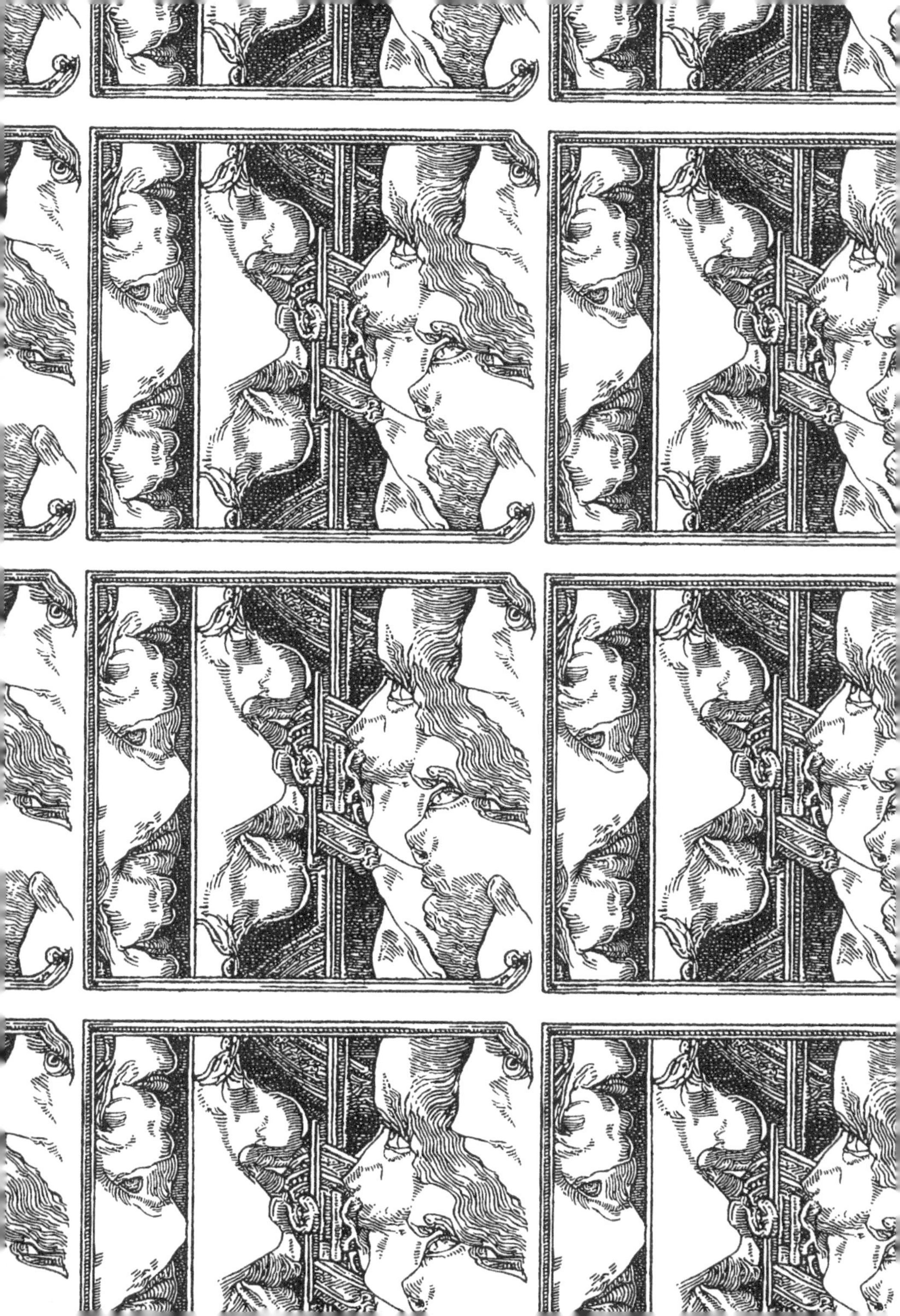

Colophon

Saage Media GmbH
c/o SpinLab – The HHL Accelerator
Spinnereistraße 7
04179 Leipzig, Germany
E-Mail: contact@SaageMedia.com
Web: www.SaageMedia.com
Commercial Register: Local Court Leipzig, HRB 42755 (Handelsregister: Amtsgericht Leipzig, HRB 42755)
Managing Director: Rico Saage (Geschäftsführer)
VAT ID Number: DE369527893 (USt-IdNr.)

Editore: Saage Media GmbH
Pubblicazione: 02.2025
Design della copertina: Saage Media GmbH
ISBN Brossura (it): 978-3-384-52057-9
ISBN Ebook (it): 978-3-384-52058-6

Note legali / Avvisi

I link esterni e i riferimenti alle fonti elencati in questo libro sono stati verificati al momento della pubblicazione. L'autore non ha alcuna influenza sulla progettazione e sui contenuti attuali e futuri delle pagine collegate. Il fornitore del sito web collegato è l'unico responsabile per contenuti illegali, errati o incompleti e per danni derivanti dall'uso o dal mancato uso delle informazioni, non chi fa riferimento alla rispettiva pubblicazione tramite link. Tutte le fonti esterne utilizzate sono elencate nella bibliografia. Nonostante l'accurato controllo dei contenuti, non ci assumiamo alcuna responsabilità per i contenuti di fonti esterne. Gli operatori delle fonti citate sono gli unici responsabili del loro contenuto. Immagini e fonti di terzi sono contrassegnate come tali. La riproduzione, l'elaborazione, la distribuzione e qualsiasi tipo di sfruttamento al di fuori dei limiti del diritto d'autore richiedono il consenso scritto dell'autore o del creatore.
Questo libro è stato tradotto dal tedesco. Non si possono escludere completamente deviazioni dall'originale o errori di traduzione. Tutte le fonti citate nel libro sono disponibili in inglese. Non ci assumiamo alcuna responsabilità per eventuali imprecisioni o malintesi di contenuto derivanti dalla traduzione.
I dati nei diagrammi che non sono esplicitamente contrassegnati con una fonte non si basano su studi ma sono ipotesi non vincolanti per una migliore visualizzazione.
Questo libro è stato creato utilizzando l'Intelligenza Artificiale (IA) e altri strumenti. Tra le altre cose, sono stati utilizzati strumenti per la ricerca, la scrittura/editing e la generazione di illustrazioni decorative. Nonostante i controlli, non si possono escludere completamente gli errori. Vorremmo sottolineare che l'uso dell'IA serve come strumento di supporto per offrire ai nostri lettori un'esperienza di lettura di alta qualità e stimolante.

I riferimenti e le citazioni contenuti in questo libro sono stati accuratamente ricercati e riprodotti nel loro significato. L'interpretazione e la presentazione del contenuto citato riflettono la comprensione dell'autore e non necessariamente corrispondono all'intenzione o all'opinione degli autori originali. Per le citazioni parafrasate, le dichiarazioni principali delle fonti originali sono state incorporate nel contesto di quest'opera secondo le migliori conoscenze e convinzioni, ma possono deviare dalle formulazioni originali e dalle sfumature di significato a causa del trasferimento e della semplificazione. Tutte le fonti utilizzate sono completamente elencate nella bibliografia e possono essere lette lì nell'originale. La responsabilità dell'interpretazione e dell'incorporazione contestuale del contenuto citato è dell'autore di questo libro. Per domande scientifiche e informazioni dettagliate, si raccomanda di consultare le fonti originali. L'autore si è sforzato di presentare argomenti scientifici complessi in modo generalmente comprensibile. Non si possono escludere semplificazioni e generalizzazioni. Non può essere fornita alcuna garanzia per l'accuratezza tecnica e la completezza delle presentazioni semplificate. La riproduzione parafrasata di citazioni e scoperte scientifiche viene effettuata coscienziosamente in conformità con la legge sulle citazioni secondo § 51 UrhG e tutte le disposizioni pertinenti sul diritto d'autore di altri paesi. Quando si semplifica, trasferisce e possibilmente traduce contenuto scientifico in un linguaggio generalmente comprensibile, si possono perdere sfumature di significato e dettagli tecnici. L'autore non rivendica diritti sulle opere citate e rispetta tutti i diritti d'autore degli autori originali. Se viene rilevato un uso non autorizzato, l'autore chiede di essere informato per prendere le misure appropriate. Per scopi accademici e quando utilizzato come riferimento scientifico, si raccomanda espressamente di consultare le fonti originali. La presentazione semplificata serve esclusivamente per informazione scientifica popolare.

Questo libro affronta il tema delicato del disturbo narcisistico di personalità e dei modelli relazionali tossici. Le informazioni contenute si basano su ricerche accurate e su attuali scoperte scientifiche al momento della stampa, ma non possono rivendicare completezza. I comportamenti, le strategie e i modelli descritti servono esclusivamente a scopo informativo e per una migliore comprensione. Non è possibile effettuare una diagnosi autonoma del disturbo narcisistico di personalità su se stessi o su altre persone, e ciò non è esplicitamente raccomandato. Questo libro non sostituisce una consulenza o un trattamento psicologico o psicoterapeutico professionale. In caso di sospetto di disturbo narcisistico di personalità o di stress psicologico derivante da relazioni tossiche, si raccomanda vivamente di cercare aiuto professionale da terapeuti, psicologi o medici qualificati. Non si assume alcuna responsabilità per eventuali conseguenze negative derivanti dall'applicazione delle strategie e delle raccomandazioni descritte. Ogni situazione deve essere considerata in modo individuale e potrebbe richiedere una valutazione professionale. Tutti i casi utilizzati nel libro sono stati anonimizzati e parzialmente alterati per proteggere i diritti di personalità degli interessati. Somiglianze con persone reali sono casuali e non intenzionali. I termini tecnici e i criteri diagnostici utilizzati si basano su standard scientifici attuali e sistemi di classificazione. Riferimenti dettagliati si trovano nella bibliografia alla fine del libro.

Bendis Saage

Disturbo Narcisistico di Personalità: Narcisismo Patologico e Maligno nelle Relazioni

Come riconoscere un narcisista, smascherare il narcisista covert e liberarsi dal manipolatore narcisista nelle dinamiche familiari e affettive

50 Fonti
40 Diagrammi
7 Immagini
7 Illustrazioni

Cari lettori,

vi ringraziamo di cuore per aver scelto questo libro. Con la vostra scelta ci avete dato non solo la vostra fiducia, ma anche parte del vostro prezioso tempo. Lo apprezziamo molto.

I modelli relazionali narcisistici influenzano la vita di molte persone - spesso senza che se ne accorgano. Come riconoscere i segni sottili del comportamento narcisistico? Quali strategie manipolative utilizzano i narcisisti nelle relazioni e nelle famiglie? Questo libro specialistico offre approfondimenti solidi sulle dinamiche delle relazioni narcisistiche e sui loro effetti sui soggetti coinvolti. Attraverso scoperte psicologiche attuali e esempi pratici, l'opera trasmette metodi efficaci per comprendere i modelli comportamentali tossici e stabilire confini sani. Dall'identificazione delle caratteristiche della personalità narcisistica a strategie di coping concrete - qui i 'soggetti coinvolti e gli interessati trovano orientamenti scientificamente fondati. Questo libro ti aiuta a riconoscere le dinamiche manipolative e a sviluppare opzioni di azione costruttive. Prendi in mano il tuo benessere psicologico - con conoscenze solide e strategie pratiche per affrontare le personalità narcisistiche.

Questa guida fornisce informazioni comprensibili e pratiche su un argomento complesso. Grazie a strumenti digitali autoprodotti che utilizzano anche reti neurali, siamo stati in grado di condurre ricerche approfondite. I contenuti sono stati strutturati in modo ottimale e sviluppati fino alla versione finale per fornire una panoramica ben fondata e facilmente accessibile. Il risultato: ottieni una visione completa e benefici di spiegazioni chiare ed esempi illustrativi. Anche il design visivo è stato ottimizzato attraverso questo metodo avanzato in modo da poter cogliere e utilizzare rapidamente le informazioni.

Ci impegniamo per la massima precisione, ma siamo grati per qualsiasi segnalazione di possibili errori. Visitate il nostro sito web per trovare le ultime correzioni e aggiunte a questo libro. Queste saranno incorporate anche nelle edizioni future.

Speriamo che vi piaccia leggere e scoprire cose nuove! Se avete suggerimenti, critiche o domande, attendiamo il vostro feedback. Solo attraverso uno scambio attivo con voi lettori le future edizioni e opere potranno diventare ancora migliori. Restate curiosi!

Bendis Saage

Saage Media GmbH - Squadra

- www.SaageBooks.com/it
- support@saagemedia.com
- Spinnereistraße 7 - c/o SpinLab – The HHL Accelerator, 04179 Leipzig, Germany

Accesso rapido alla conoscenza

Per garantire un'esperienza di lettura ottimale, desideriamo familiarizzarvi con le caratteristiche principali di questo libro:

- **Struttura Modulare:** Ogni capitolo è autonomo e può essere letto indipendentemente dagli altri.
- **Ricerca Approfondita:** Tutti i capitoli si basano su ricerche approfondite e sono supportati da riferimenti scientifici. I dati mostrati nei diagrammi servono per una migliore visualizzazione e si basano su ipotesi, non sui dati forniti nelle fonti. Un elenco completo delle fonti e dei crediti delle immagini si trova nell'appendice.
- **Terminologia Chiara:** I termini tecnici sottolineati sono spiegati nel glossario.
- **Riassunti dei Capitoli:** Alla fine di ogni capitolo troverete riassunti concisi che vi daranno una panoramica dei punti chiave.
- **Raccomandazioni Concrete:** Ogni sottocapitolo si conclude con un elenco di consigli specifici per aiutarvi a mettere in pratica ciò che avete imparato.

Materiali bonus aggiuntivi sul nostro sito web

Sul nostro sito web pianifichiamo di mettere a disposizione i seguenti materiali esclusivi:

- Contenuti bonus e capitoli aggiuntivi
- Un riepilogo complessivo compatto
- Una versione radiodrammatica. (In pianificazione)

Il sito web è attualmente in costruzione.

www.SaageBooks.com/it/
disturbo_narcisistico_di_personalita-bonus-88WY6K

Indice

1. Manifestazioni del disturbo

Come riconoscere le persone con tratti narcisistici nella vita quotidiana? Dietro la scintillante facciata di sicurezza e successo si nascondono spesso complessi schemi comportamentali che influenzano sistematicamente l'ambiente circostante. Il disturbo si manifesta in vari ambiti della vita - dalle relazioni intime alla carriera professionale. Mentre alcuni soggetti colpiti si distinguono per una grandiosità eccessiva, altri agiscono in modo sottile e inizialmente poco percepibile per gli estranei. Le pagine seguenti illuminano i diversi volti del narcisismo e le loro conseguenze sulle dinamiche interpersonali.

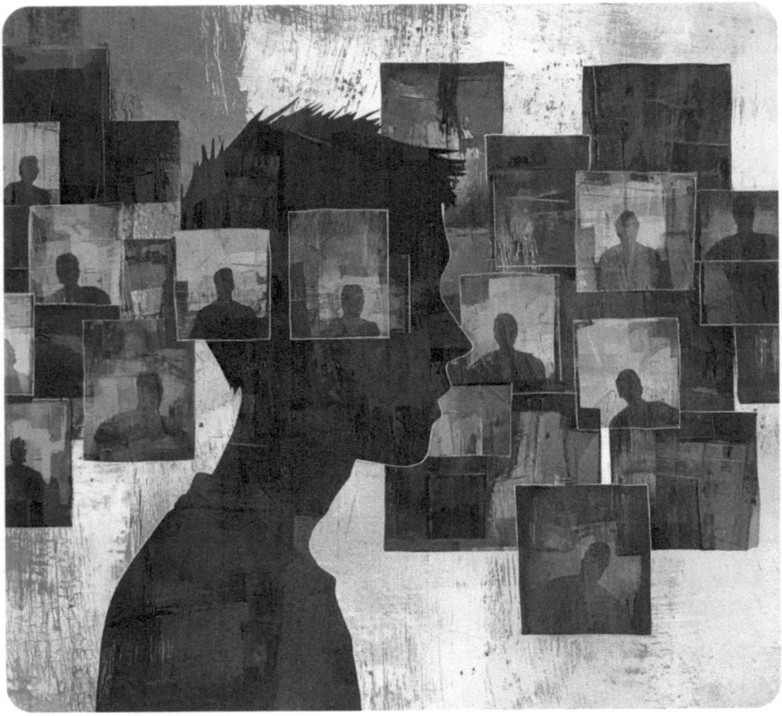

1. 1 Espressioni del narcisismo

Il narcisismo si manifesta in diverse forme, che rendono difficile il riconoscimento e la comprensione del disturbo. Dalla sottile ipersensibilità a comportamenti manifestamente maligni, i modelli narcisistici influenzano la vita quotidiana e le relazioni delle persone coinvolte. Le conseguenze variano da interazioni interpersonali disturbate a conflitti gravi. Questo capitolo esplora le molteplici manifestazioni del narcisismo, al fine di consentire una comprensione differenziata di questo complesso disturbo della personalità. Continua a leggere e ottieni preziose intuizioni nel mondo del narcisismo.

Il narcisismo occulto è caratterizzato da un modello paradossale: un forte bisogno di conferma accompagnato da una costante paura del rifiuto, che porta a un continuo oscillare tra vicinanza e distanza.

Narcisismo covert nella vita quotidiana

Il narcisismo covert caratterizza la vita quotidiana delle persone colpite attraverso modelli di comportamento specifici, spesso sottili e difficili da riconoscere. Una caratteristica centrale è l'eccessiva sensibilità alle valutazioni degli altri, unita a una forte pretesa di trattamento speciale [s1]. Questa combinazione porta a difficoltà nelle relazioni interpersonali. Le persone colpite reagiscono spesso in modo ipersensibile alle critiche o al rifiuto e interpretano le interazioni neutre come attacchi personali. Un commento apparentemente innocuo di un collega sul modo di lavorare può, ad esempio, essere percepito come un'offesa grave e portare a un ritiro o a un comportamento aggressivo. Questa ipersensibilità deriva da una struttura di attaccamento ansiosa, associata al narcisismo covert [s1]. Il bisogno di conferma e riconoscimento è fortemente pronunciato, ma allo stesso tempo c'è una grande paura del rifiuto. Nella vita quotidiana, questo si manifesta in un costante oscillare tra il desiderio di vicinanza e la paura di essere feriti. Le persone colpite idealizzano spesso eccessivamente gli altri per soddisfare i loro bisogni di riconoscimento. Se questa persona delude le aspettative esagerate, si verifica un'improvvisa svalutazione [s2]. Questo altalenarsi di emozioni grava enormemente sulle relazioni e porta spesso a conflitti. Un altro aspetto del narcisismo covert nella vita quotidiana è la difficoltà a gestire lo stress emotivo [s2]. Anche piccole sfide possono portare a reazioni eccessive. La disregolazione emotiva [s1] si manifesta in comportamenti impulsivi, scoppi d'ira o ritiro. Queste reazioni spesso non sono proporzionate all'evento scatenante e appaiono incomprensibili agli estranei. Allo stesso tempo, le persone colpite trovano difficile accettare aiuto [s2]. Sebbene abbiano bisogno di supporto, spesso mostrano comportamenti autolesionisti e rifiutano l'aiuto offerto. Questo può portare a rimanere intrappolati nei propri problemi e avere difficoltà a portare cambiamenti positivi nella propria vita. Il rifiuto dell'aiuto può essere inteso come un meccanismo di difesa per non

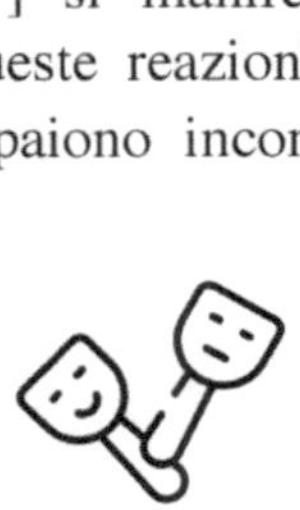

dover rivelare la propria vulnerabilità. L'uso dei social network può amplificare il narcisismo covert [s3]. La possibilità di presentarsi online e ricevere conferme tramite like e commenti soddisfa il bisogno di riconoscimento. Allo stesso tempo, il confronto costante con le vite apparentemente perfette degli altri aumenta la propria insicurezza e la pretesa di trattamento speciale. Il focus su se stessi e l'eccessiva sensibilità alle valutazioni degli altri [s1] sono ulteriormente amplificati dalla dinamica dei social media. Questo può portare a un aggravamento dei sintomi e a un ulteriore carico sulle relazioni interpersonali nella vita reale.

Comportamenti autolesionisti

Azioni che inconsciamente sabotano il proprio successo o benessere. Questo può manifestarsi nel rifiuto dell'aiuto, nella procrastinazione o nel mantenimento di relazioni malsane e spesso serve come meccanismo di difesa per non dover rivelare la propria vulnerabilità.

Disregolazione emotiva

La difficoltà a regolare e controllare le emozioni. Questo può portare a forti sbalzi d'umore, impulsività e comportamenti inappropriati. Le persone colpite hanno difficoltà a gestire lo stress emotivo e reagiscono spesso in modo eccessivo a sfide apparentemente piccole.

Narcisismo covert

Una forma di narcisismo caratterizzata da insicurezza, vulnerabilità e bassa autostima, mentre allo stesso tempo esiste un profondo bisogno di ammirazione e riconoscimento. A differenza del narcisismo aperto, questo bisogno viene spesso perseguito attraverso strategie sottili e non esibito apertamente.

Struttura di attaccamento ansiosa

Uno stile di attaccamento caratterizzato da un forte bisogno di vicinanza e allo stesso tempo dalla paura del rifiuto. Le persone con una struttura di attaccamento ansiosa tendono a idealizzare le relazioni e a essere rapidamente ferite quando le loro aspettative non vengono soddisfatte.

Narcisismo Coperto - Manifestazioni

Frequenza dei comportamenti narcisistici

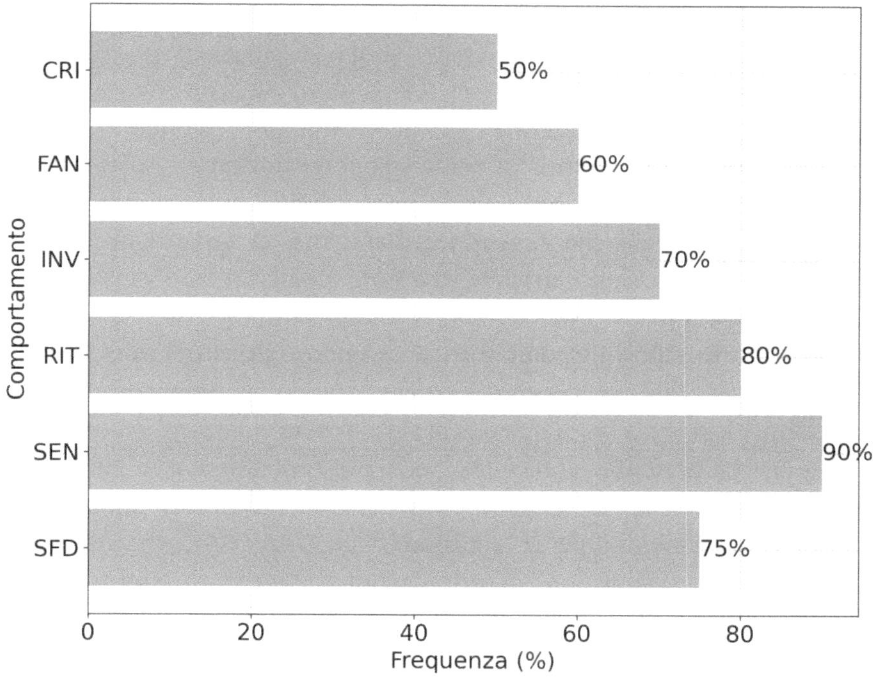

CRI: Criticare gli altri

FAN: Fantasie di successo

INV: Invidia per gli altri

RIT: Ritirarsi in caso di fallimento

SEN: Sensibilità alle critiche

SFD: Sfidare se stessi (nascosto)

Il diagramma visualizza la frequenza relativa di diversi comportamenti associati al narcisismo coperto. La barra più lunga mostra il comportamento più frequente, mentre la barra più corta rappresenta il comportamento più raro. Le sfumature evidenziano le differenze nella frequenza dei rispettivi comportamenti.

Schemi comportamentali patologici

Gli schemi comportamentali patologici nel narcisismo si manifestano in diverse sfaccettature, che vanno oltre l'ipersensibilità e le difficoltà nelle relazioni descritte nella sezione precedente. Una caratteristica distintiva è la discrepanza tra l'autopercezione e la realtà. Gli individui colpiti tendono a una valutazione eccessiva delle proprie capacità, prestazioni e importanza [s4]. Parlano spesso di competenze superiori alla media ed esagerano i successi, mentre i fallimenti vengono esternalizzati, cioè attribuiti ad altri fattori. Questa sopravvalutazione di sé può manifestarsi in vanteria e in un bisogno eccessivo di ammirazione [s5]. Usano un linguaggio che suggerisce dominanza e superiorità [s4] e si aspettano un trattamento speciale che corrisponda al loro presunto alto status [s6]. Allo stesso tempo, c'è un forte senso di diritto, accompagnato dalla disponibilità a sfruttare gli altri per i propri obiettivi [s4]. Le relazioni vengono spesso strumentalizzate per aumentare il proprio valore personale o ottenere vantaggi. Ad esempio, un narcisista potrebbe utilizzare i contatti professionali di un amico senza offrire nulla in cambio. Un altro schema comportamentale patologico è l'invidia per i successi degli altri [s4], che spesso si accompagna a svalutazione e diffamazione. Invece di gioire per gli altri, i loro successi vengono minimizzati o messi in discussione. Questa dinamica distruttiva può anche manifestarsi sotto forma di arroganza e comportamento condiscendente verso gli altri [s4]. Le opinioni e i sentimenti degli altri vengono ignorati e le critiche vengono percepite come attacchi personali [s5]. Questa

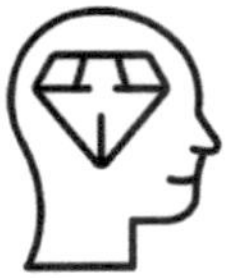

mancanza di empatia, la cosiddetta empatia, è spesso disfunzionale nei narcisisti [s7]. Sebbene possano comprendere cognitivamente le emozioni degli altri, manca loro la risonanza emotiva e la capacità di rispondere adeguatamente [s7]. Questa freddezza emotiva può portare a problemi significativi nelle relazioni interpersonali e aggravare i conflitti esistenti [s7]. Tuttavia, la capacità di empatia non è completamente assente. Gli studi suggeriscono che i narcisisti possono provare empatia quando controllano la situazione o quando serve ai loro interessi [s7]. L'empatia viene quindi utilizzata in modo selettivo e serve principalmente alla soddisfazione dei propri bisogni.

Utile sapere

Diffamazione
La diffamazione è la diffusione di affermazioni false e dannose per la reputazione di una persona. I narcisisti a volte ricorrono alla diffamazione per screditare gli altri, specialmente quando percepiscono il loro successo come una minaccia.

Disfunzionale
Nel contesto del narcisismo, disfunzionale significa che la capacità di empatia, sebbene possa essere presente, non viene utilizzata in modo appropriato o efficace. Può essere attivata o soppressa selettivamente, a seconda che sia utile al narcisista.

Esternalizzare
Esternalizzare è un meccanismo di difesa in cui le persone attribuiscono la colpa dei propri errori, debolezze o fallimenti ad altre persone o circostanze esterne. I narcisisti lo usano per mantenere un'immagine positiva di sé e evitare critiche.

Strumentalizzare
Le relazioni sono spesso considerate dai narcisisti come un mezzo per un fine. Sfruttano altre persone per raggiungere i propri obiettivi o aumentare il proprio valore personale, senza considerare i bisogni o i sentimenti degli altri.

Prevalenza dei tratti narcisistici

Distribuzione dei tratti narcisistici comuni.

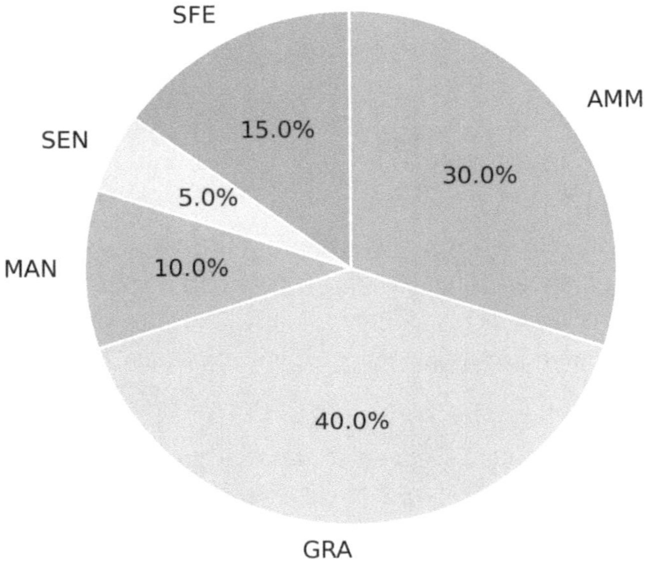

AMM: Bisogno di ammirazione
GRA: Grandiosità
MAN: Comportamento manipolatorio
SEN: Senso di diritto
SFE: Mancanza di empatia

Questo grafico evidenzia la prevalenza relativa di diversi tratti narcisistici. La grandiosità, che spesso si manifesta come un senso gonfiato di importanza personale, occupa la porzione più ampia, suggerendo che sia una caratteristica fondamentale. Il bisogno di ammirazione rafforza questa grandiosità, indicando una forte dipendenza dalla convalida esterna. La mancanza di empatia, sebbene significativa, rappresenta una porzione minore, ma è comunque un indicatore cruciale del disturbo. Il comportamento manipolatorio e il senso di diritto, sebbene presenti in misura minore, contribuiscono alle dinamiche interpersonali disfunzionali complessive associate al narcisismo. Questa distribuzione sottolinea la natura multiforme del disturbo e il modo in cui questi tratti interagiscono.

Manifestazioni Maligne

Le manifestazioni maligne del disturbo narcisistico di personalità si caratterizzano per una combinazione di tratti grandiosi e vulnerabili, che possono portare a comportamenti particolarmente distruttivi [s8]. Grandiosità si manifesta in pretese esagerate, un'autostima eccessiva e il bisogno di ammirazione. Vulnerabilità si manifesta invece in una sensibilità eccessiva alle critiche, paure di rifiuto e una latente insicurezza. Questi due aspetti apparentemente opposti si rinforzano reciprocamente e rendono difficile l'interazione con i soggetti coinvolti. Un narcisista grandioso, ad esempio, può sistematicamente sminuire i successi altrui per stabilizzare la propria fragile autostima e mettere in scena la propria superiorità. Un problema centrale delle manifestazioni maligne è l'empatia disfunzionale [s9] [s10]. Questa capacità limitata di comprendere e rispondere adeguatamente ai sentimenti e ai bisogni degli altri non si manifesta necessariamente come una totale mancanza di empatia. Piuttosto, i narcisisti possono utilizzare l'empatia in modo strategico, ad esempio per manipolare gli altri o raggiungere i propri obiettivi [s9]. Tuttavia, in situazioni che non promettono vantaggi immediati o che minacciano la propria grandiosa autopercezione, l'empatia viene soppressa. Ciò può portare a comportamenti sconsiderati e lesivi, poiché le conseguenze per gli altri non vengono percepite emotivamente. Così, un narcisista potrebbe ignorare o addirittura sfruttare la difficoltà di un collega se vede in essa un'opportunità per affermarsi. Le relazioni interpersonali delle persone con tratti narcisistici maligni sono spesso caratterizzate da dominanza, vendetta e violazione dei confini [s8]. Tendono a controllare e strumentalizzare gli altri per soddisfare i propri bisogni. Le offese percepite vengono spesso vendicate con una durezza sproporzionata. Questa dinamica porta a conflitti e instabilità nelle relazioni, sia in contesti privati che professionali. La combinazione di un'immagine di sé grandiosa, insicurezza vulnerabile e

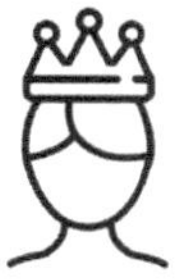

capacità empatica limitata rende le manifestazioni maligne del narcisismo una forma particolarmente difficile di disturbo, che è gravosa sia per i soggetti coinvolti che per il loro ambiente. Affrontare tali persone richiede confini chiari e consapevolezza dei meccanismi sottostanti.

Utile sapere

Empatia Disfunzionale

La capacità di provare empatia non è completamente assente nei narcisisti, ma è limitata e dipendente dalla situazione. Possono mostrare empatia quando è a loro vantaggio, ad esempio per manipolare gli altri. Tuttavia, in situazioni che minacciano la loro autostima, manca loro la comprensione dei sentimenti e dei bisogni altrui.

Manifestazioni Maligne

Una forma particolarmente grave del disturbo narcisistico di personalità, caratterizzata da una combinazione di grandiosità, vulnerabilità, mancanza di empatia e comportamenti antisociali. I soggetti coinvolti possono essere manipolativi, sfruttatori e persino violenti.

Violazione dei Confini

I narcisisti spesso non rispettano i confini altrui. Possono essere invadenti nelle relazioni, sia emotivamente che fisicamente. Tendono a violare la privacy degli altri e ignorare i loro bisogni.

Vulnerabilità

Dietro la facciata grandiosa si nasconde una grande sensibilità alle critiche e al rifiuto. I narcisisti reagiscono spesso con rabbia, vergogna o disprezzo alle critiche, anche quando sono costruttive. Hanno un profondo bisogno di conferma e riconoscimento per stabilizzare la loro fragile autostima.

Manifestazioni del Narcisismo Maligno

Gravità dei Tratti Narcisistici

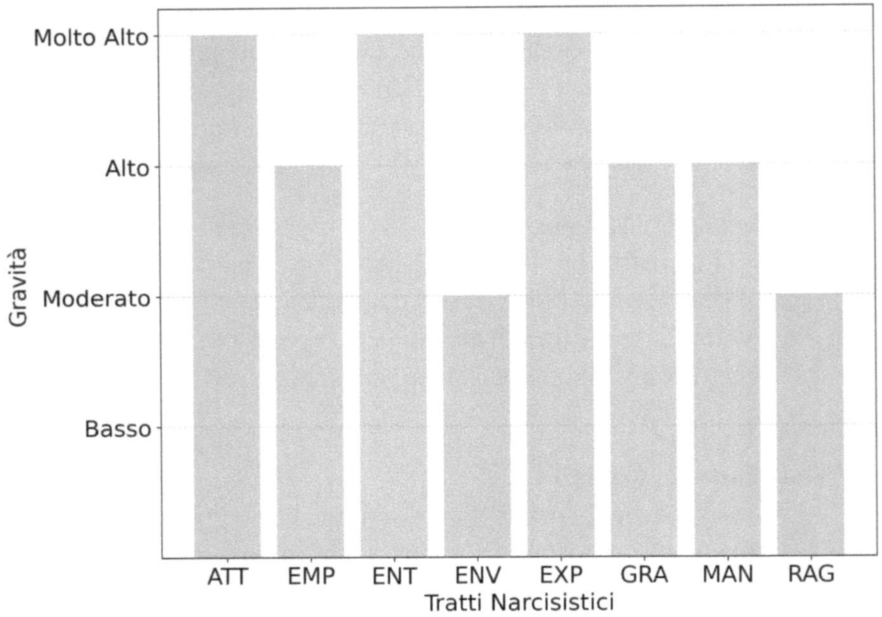

ATT: Ricerca di Attenzione

EMP: Mancanza di Empatia

ENT: Senso del Diritto

ENV: Invidia

EXP: Sfruttamento

GRA: Grandiosità

MAN: Manipolazione

RAG: Rabbia

Questo grafico illustra la diversa gravità dei tratti narcisistici comuni. Un punteggio più alto indica una manifestazione più forte del tratto. Mentre tutti gli individui possono mostrare un certo livello di questi tratti, punteggi significativamente elevati, in particolare nello sfruttamento, nel senso del diritto e nel disprezzo per gli altri, possono suggerire uno schema più problematico. La combinazione di punteggi alti in più tratti giustifica ulteriori indagini e una possibile valutazione professionale.

Consigli concreti

- Riflettete sulle vostre reazioni alle critiche e identificate schemi ricorrenti.
- Esercitatevi ad accettare le critiche senza prenderle immediatamente sul personale.
- Immaginate di osservare la situazione dalla prospettiva di un osservatore neutrale.
- Mettete in discussione le vostre aspettative nei confronti degli altri e verificate se sono realistiche.
- Accettate che nessuno è perfetto, nemmeno voi stessi.
- Concentratevi sulle qualità positive degli altri e cercate di comprendere il loro punto di vista.
- Allenate la vostra autoregolazione emotiva attraverso esercizi di consapevolezza o tecniche di rilassamento come lo yoga.
- Tenete un diario per documentare i vostri sentimenti e reazioni in situazioni difficili.
- Cercate supporto in gruppi di autoaiuto o attraverso consulenze professionali.
- Affrontate consapevolmente i vostri punti di forza e di debolezza e sviluppate un'immagine di sé realistica.
- Riflettete sul vostro utilizzo dei social network e riducetene, se necessario, l'uso.
- Concentratevi su contatti sociali reali e coltivateli attivamente.
- Imparate a comunicare i vostri bisogni in modo chiaro e rispettoso, senza manipolare gli altri.

1. 2 Strategie manipolative

Le strategie manipolative sono una parte integrante del disturbo narcisistico di personalità. I narcisisti le utilizzano per soddisfare i loro bisogni di ammirazione e controllo, spesso sotto il velo di competenza e successo. Questo comportamento porta a relazioni disfunzionali e influisce negativamente sia sull'ambiente privato che su quello professionale. L'uso mirato di simboli di status, l'esagerazione dei propri successi e la scelta selettiva delle situazioni sociali servono a mantenere un'immagine di sé grandiosa. Comprendere i meccanismi della manipolazione è fondamentale per proteggere se stessi e gli altri.

> *I narcisisti non utilizzano le posizioni di potere a beneficio degli altri, ma per soddisfare il proprio bisogno di controllo e la conferma della propria grandiosità.*

Tecniche di controllo psicologico

Le tecniche di controllo psicologico servono ai narcisisti per soddisfare i loro bisogni di ammirazione e controllo. Utilizzano strategie sottili per manipolare gli altri e mantenere la loro percezione di sé esagerata. Un aspetto è la selezione selettiva delle situazioni sociali. I narcisisti preferiscono ambienti in cui possono aumentare il loro status e ricevere ammirazione [s11]. Cercano attivamente opportunità per la auto-promozione ed evitano situazioni che potrebbero minacciare la loro immagine di sé. Ad esempio, un ambiente lavorativo in cui possono dimostrare la loro presunta superiorità. Un altro meccanismo di controllo è l'esagerazione delle proprie capacità e realizzazioni [s11]. Attraverso la rappresentazione di un'immagine di sé grandiosa, cercano di impressionare gli altri e consolidare la loro posizione. Allo stesso tempo, sono molto fissati su simboli di status e gerarchie [s11]. Valutano gli altri in base al loro status e cercano di elevarsi al di sopra di loro. Questa ricerca di status può portare a conflitti in contesti inappropriati, come nell'ambiente privato. Il disturbo narcisistico di personalità si manifesta anche nel modo in cui affrontano le critiche e i limiti. Le persone colpite spesso reagiscono con meccanismi di difesa come la svalutazione degli altri quando la loro immagine di sé è minacciata [s12]. Possono oscillare tra idealizzazione e svalutazione delle persone, a seconda che soddisfino o meno i loro bisogni [s12]. Risulta difficile per loro rispettare le regole e i limiti [s12], il che può portare a problemi nelle relazioni e nel contesto lavorativo. La loro bassa tolleranza alla frustrazione porta spesso a esplosioni emotive [s12]. Queste estreme oscillazioni dell'umore rendono difficile costruire relazioni stabili. La mancanza di volontà di assumersi la responsabilità delle proprie azioni e di incolpare gli altri aggrava questo problema. Un'altra caratteristica è l'ambivalenza nei confronti dei cambiamenti [s12]. I narcisisti hanno difficoltà a imparare dagli errori e ad adattare il loro comportamento. Spesso rifiutano l'aiuto e sabotano i tentativi di terapia [s12]. Le loro distorsioni cognitive, come il pensiero in bianco e nero [s12], impediscono una valutazione realistica di sé. Questa percezione distorta porta ad aspettative irrealistiche e a  un costante senso di insoddisfazione. L'eccessiva richiesta di attenzione e il disprezzo dei limiti professionali [s12] rappresentano un onere particolare nel contesto terapeutico. La combinazione di questi comportamenti rende il trattamento del disturbo narcisistico di personalità estremamente difficile. Le persone colpite si intrappolano in un ciclo di autoinganno e manipolazione, che ha conseguenze negative sia per loro stessi che per il loro ambiente. Un passo importante per affrontare questo problema è il riconoscimento delle strategie manipolative e lo sviluppo di meccanismi di coping sani.

Tattiche di controllo psicologico

Frequenza, intensità e impatto delle strategie manipolative.

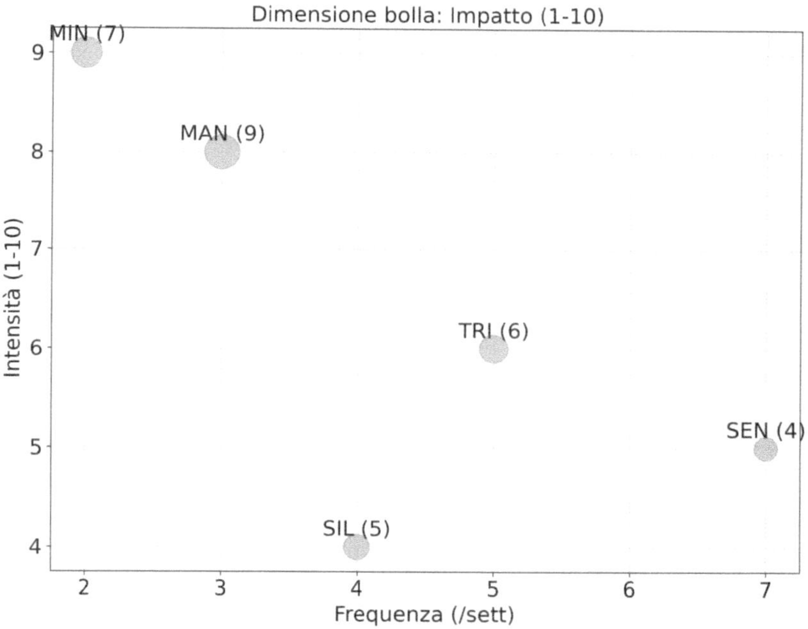

Blasengröße: Impatto (1-10)

MAN: Manipolazione

MIN: Minacce/Intimidazione

SEN: Senso di colpa

SIL: Trattamento del silenzio

TRI: Triangolazione

Il grafico a bolle rivela un preoccupante schema di manipolazione. Il gaslighting, sebbene usato meno frequentemente, mostra un impatto elevato, suggerendo la sua natura insidiosa. La triangolazione appare frequentemente con intensità e impatto moderati, indicando il suo ruolo nel creare instabilità relazionale. Mentre il senso di colpa è la tattica più frequente, il suo impatto è meno grave del gaslighting, probabilmente a causa della desensibilizzazione delle vittime nel tempo. Questa visualizzazione evidenzia la combinazione distruttiva di frequenza e impatto in queste tattiche, sottolineando la necessità di consapevolezza e intervento.

Esercizio del potere

L'esercizio del potere è un meccanismo centrale nella dinamica del disturbo narcisistico della personalità. Per mantenere il loro elevato senso di autostima e soddisfare i propri bisogni, i narcisisti adottano diverse strategie per ottenere il controllo sugli altri. Similmente agli "psicopatici aziendali" [s13], spesso aspirano a posizioni di leadership, non per contribuire al bene del gruppo, ma per sfruttare il loro potere a vantaggio personale. In questo processo, possono abilmente mascherare le loro vere intenzioni e presentare un'immagine di competenza e successo [s13], rendendo spesso la loro natura manipolativa non riconosciuta. Così si crea uno squilibrio nelle relazioni interpersonali, in cui il narcisista assume il ruolo dominante e strumentalizza gli altri. Questa dinamica di potere è spesso sostenuta da una mancanza di empatia e rimorso [s13]. La pressione e l'intimidazione servono a sopprimere opinioni divergenti e a consolidare il controllo [s13], il che può portare a conseguenze negative a lungo termine per l'intero ambiente, sia in ambito professionale che privato. L'esercizio del potere non influisce solo sul comportamento del narcisista verso gli altri, ma modifica anche la sua percezione e il suo giudizio. Il potere può portare a una diminuzione dell'empatia, rendendo le emozioni altrui meno considerate [s14]. Allo stesso tempo, si sviluppa un senso di diritto che favorisce comportamenti non etici, senza che il narcisista riconosca la violazione dei principi di equità [s14]. Questo comportamento auto-giustificato si manifesta spesso nell'imposizione di rigidi standard morali sugli altri, mentre le proprie azioni non corrispondono a tali standard [s14]. La capacità di assumere la prospettiva altrui e di cooperare è anch'essa compromessa dalla posizione di potere [s14], rendendo difficile la collaborazione e la costruzione di relazioni stabili. L'elaborazione delle informazioni diventa selettiva, focalizzandosi su dati che confermano la propria posizione di potere e rafforzano i pregiudizi esistenti [s14]. Un narcisista in una posizione di potere tende a valutare le persone nel suo ambiente in base al loro status e a idealizzarle o svalutarle a seconda della loro utilità per la propria grandiositaet [s15]. La competizione è percepita come una minaccia e combattuta attraverso la denigrazione del concorrente [s15], per garantire il proprio status. Questo comportamento può portare vantaggi a breve termine in ambienti orientati allo status, ma a lungo termine conduce all'isolamento sociale e alla perdita di reputazione [s15]. Chi, ad esempio, sminuisce costantemente i colleghi in un contesto professionale, potrebbe rafforzare temporaneamente la propria posizione, ma a lungo termine perde credibilità e rispetto.

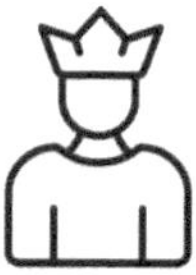

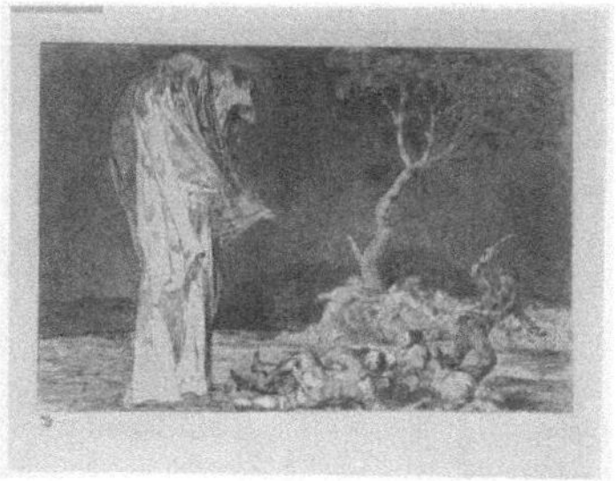

Intimidazione [i1]

Utile sapere

Assunzione di prospettiva

I narcisisti faticano ad assumere la prospettiva altrui, poiché le loro strategie manipolative si basano sull'ignorare i bisogni e i sentimenti degli altri.

Empatia

I narcisisti spesso hanno difficoltà a provare empatia, il che facilita loro manipolare gli altri per i propri scopi, senza essere tormentati da sensi di colpa.

Principi di equità

I narcisisti ignorano i principi di equità, poiché si considerano al di sopra delle regole e giustificano le loro tattiche manipolative svalutando i bisogni altrui.

Psicopatici aziendali

Questo termine descrive persone con tratti psicopatici che hanno successo nel mondo degli affari, utilizzando strategie manipolative per raggiungere i loro obiettivi. Usano fascino e spietatezza per controllare e sfruttare gli altri.

Rimorso

Una mancanza di rimorso consente ai narcisisti di applicare ripetutamente tattiche manipolative, poiché non interiorizzano gli effetti negativi delle loro azioni sugli altri.

Correlazione: Controllo e Danno nelle Relazioni Narcisistiche

Illustra la correlazione tra le tattiche di controllo di un narcisista e il danno risultante per la vittima.

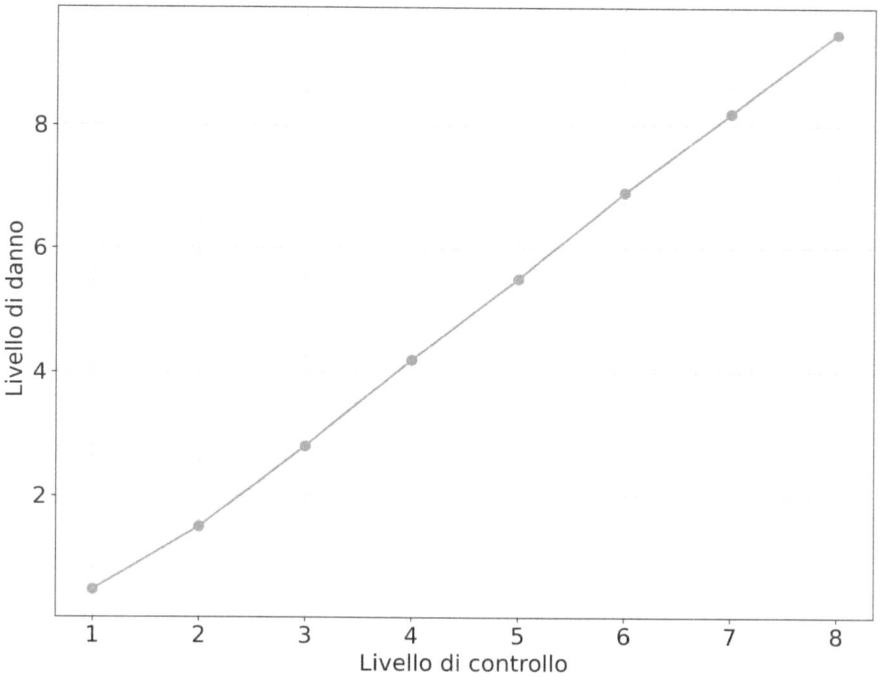

Questo grafico dimostra una correlazione positiva tra l'esercizio del controllo da parte del narcisista e il danno subito dal partner. All'aumentare del controllo, aumenta anche il danno. Questo danno può manifestarsi in varie forme, tra cui disagio emotivo, danno psicologico e persino ripercussioni fisiche. Il grafico evidenzia la natura crescente dell'abuso narcisistico e l'importanza di riconoscere il legame tra controllo e danno.

Consigli concreti

- Cambia il tuo atteggiamento interiore verso i simboli di status: definisci il tuo valore personale indipendentemente dai segni esterni.
- Esercitati nella modestia: condividi i successi con gli altri e riconosci i loro contributi.
- Affronta consapevolmente situazioni che sfidano la tua immagine di te stesso, invece di evitarle: ad esempio, partecipa a un workshop su un argomento in cui ti senti insicuro.
- Sostituisci le esagerazioni con un linguaggio preciso: descrivi i tuoi risultati in modo oggettivo e concentrati sui fatti.
- Reagisci alle obiezioni con curiosità anziché con difesa: chiedi la prospettiva dell'altro e cerca di comprenderla.
- Esercitati nell'ascolto attivo: dedica la tua piena attenzione al tuo interlocutore e cerca di afferrare il suo messaggio senza interromperlo.
- Chiedi a una persona fidata un feedback onesto sul tuo comportamento: sii aperto alla critica costruttiva e considerala un'opportunità per la tua crescita personale.
- Sviluppa una consapevolezza delle tue tendenze manipolative: presta attenzione alle situazioni in cui cerchi di influenzare o controllare gli altri.
- Affronta il tema delle "relazioni tossiche": informati sulle caratteristiche di tali relazioni e rifletti sulle tue.
- Sviluppa una strategia per affrontare i tentativi manipolativi degli altri: impara a stabilire confini e a proteggerti dallo sfruttamento emotivo.
- Rifletti sui tuoi motivi per esercitare potere: chiediti quali bisogni stai cercando di soddisfare controllando gli altri.

1. 3 Dimensione sociale

Le norme sociali plasmano l'espressione dei tratti narcisistici e influenzano la loro percezione. Le aspettative culturali sui ruoli di genere possono nascondere la sintomatologia e portare a diagnosi errate. Anche l'interazione con l'ambiente sociale, dalle relazioni familiari al contesto professionale, è significativamente influenzata dal disturbo narcisistico di personalità. Questo capitolo mette in luce le complesse dimensioni sociali e culturali del disturbo e le sue ampie conseguenze. Comprendere la rilevanza sociale del narcisismo e ottenere spunti sulle interazioni sfaccettate delle persone coinvolte.

Le norme culturali non solo plasmano le manifestazioni individuali del disturbo narcisistico di personalità, ma influenzano anche la sua identificazione e trattamento, il che può portare a una comprensione distorta del quadro clinico e a una stigmatizzazione sociale.

Influenze culturali

Le influenze culturali plasmano la percezione e l'espressione del narcisismo. Le aspettative culturali sui ruoli di genere possono influenzare l'elaborazione emotiva e, di conseguenza, la sintomatologia. [s16] Gli uomini, ad esempio, riportano più frequentemente una mancanza di empathie rispetto alle donne, probabilmente influenzati da norme sociali che promuovono la riservatezza emotiva negli uomini. Questa differenza evidenzia come le influenze culturali possano influenzare l'interpretazione dei criteri diagnostici. La rappresentazione predominante del narcisismo nella letteratura specialistica – spesso focalizzata su tratti grandiosi, stereotipicamente maschili – rinforza l'assunzione che gli uomini siano generalmente più narcisisti. [s17] Tuttavia, questa visione trascura le forme più sottili e vulnerabili nelle donne, che possono essere associate a caratteristiche come timidezza e vergogna. [s17] Un'attenzione unilaterale alle forme grandiose di narcisismo può quindi portare a diagnosi errate e a una comprensione incompleta del quadro clinico. Le norme culturali influenzano non solo la percezione, ma anche lo sviluppo di tratti narcisistici. Stili educativi diversi e pratiche di socializzazione per ragazzi e ragazze possono promuovere l'emergere del narcisismo. [s17] Mentre i ragazzi tendono a mostrare un narcisismo grandioso, le ragazze potrebbero essere spinte verso forme vulnerabili a causa delle aspettative sociali. L'interazione tra tratti narcisistici e influenze culturali si manifesta anche nella reazione ai comportamenti di dominanza. [s18] Le persone con tratti narcisistici reagiscono alla dominanza percepita con emozioni negative amplificate, che a loro volta possono scatenare comportamenti conflittuali. [s18] In culture gerarchiche, dove dominanza e status giocano un ruolo maggiore, questi schemi di reazione potrebbero manifestarsi in modo più accentuato e portare a conflitti. Pertanto, considerare i fattori culturali è essenziale per una comprensione completa e un trattamento adeguato del disturbo narcisistico di personalità. L'attenzione dovrebbe concentrarsi sulla dinamica individuale tra tratti di personalità, influenza culturale e fattori situazionali, al fine di cogliere la complessità del quadro clinico. Un altro aspetto delle influenze

culturali si manifesta nell'aumento generazionale del narcisismo, in particolare nelle società occidentali. [s19] Questo aumento, misurabile attraverso i risultati dei test di personalità tra gli studenti negli ultimi decenni, potrebbe indicare un cambiamento nei valori e nelle norme sociali. L'aumento della individualizzazione e l'accento sulla realizzazione personale potrebbero favorire lo sviluppo di tratti narcisistici. Questa tendenza sottolinea l'importanza di considerare i cambiamenti culturali nella diagnosi e nel trattamento del narcisismo. La ricerca futura dovrebbe esaminare più da vicino l'influenza dei fattori socioculturali sulla sintomatologia del disturbo narcisistico di personalità. [s16] Una comprensione più profonda delle influenze culturali può contribuire a migliorare i metodi diagnostici e terapeutici e a sviluppare interventi culturalmente sensibili.

Utile sapere

Criteri diagnostici

I criteri diagnostici sono caratteristiche e sintomi specifici utilizzati per diagnosticare un disturbo mentale come il disturbo narcisistico di personalità. Le influenze culturali possono influenzare l'interpretazione di questi criteri.

Individualizzazione

L'individualizzazione è una tendenza sociale che enfatizza le esigenze, gli obiettivi e la realizzazione personale degli individui. Questo crescente focus sul sé potrebbe favorire lo sviluppo di tratti narcisistici nelle culture occidentali.

Pratiche di socializzazione

Le pratiche di socializzazione sono i metodi e i processi attraverso i quali gli individui apprendono le norme, i valori e i comportamenti della loro cultura. Pratiche di socializzazione diverse per ragazzi e ragazze possono influenzare l'emergere del narcisismo.

Forme vulnerabili

Le forme vulnerabili del narcisismo si riferiscono a una forma di disturbo caratterizzata da insicurezza, timidezza e vergogna, in contrapposizione alle forme grandiose, associate a sentimenti di superiorità e autoconfidenza. Le aspettative sociali possono influenzare lo sviluppo di queste forme.

Influenze culturali sul comportamento narcisistico

Confronto tra valori culturali e narcisismo.

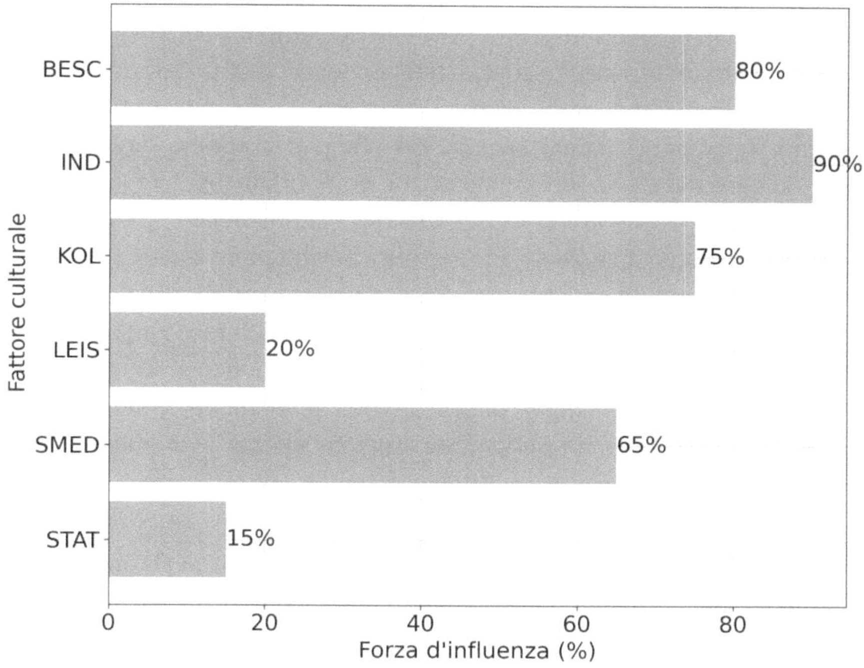

BESC: Modestia

IND: Individualismo

KOL: Collettivismo

LEIS: Pressione prestazionale

SMED: Social Media

STAT: Orientamento allo status

L'individualismo è correlato positivamente con le tendenze narcisistiche, mentre il collettivismo è correlato negativamente. Le società che si concentrano sulle prestazioni e sullo status sembrano rafforzare i tratti narcisistici, mentre le culture che enfatizzano la modestia e l'armonia sociale tendono ad attenuarli. L'influenza dei social media è rappresentata come un fattore di rinforzo dei comportamenti narcisistici.

Dinamiche sociali

Le interazioni sociali delle persone con un disturbo narcisistico della personalità sono spesso caratterizzate da schemi specifici. Una mancanza di empatia può portare a difficoltà nelle relazioni interpersonali e favorire comportamenti aggressivi [s20]. Allo stesso tempo, l'empatia può agire come un fattore protettivo contro tali tendenze [s20]. Questo dimostra quanto sia importante sviluppare la capacità di empatia nel trattare il disturbo. Il comportamento sociale dei soggetti colpiti è inoltre spesso contraddistinto da una discrepanza tra comportamenti prosociali e la loro motivazione. Un comportamento esternamente positivo può derivare da motivi egoistici, ad esempio per ottenere riconoscimento o mantenere un'immagine specifica [s20]. Questa ambivalenza complica l'interpretazione dei segnali sociali e porta a malintesi nell'interazione con gli altri. Comprendere questa complessa dinamica è utile non solo per gli estranei, ma anche per il lavoro terapeutico con i soggetti colpiti. In terapia, si può lavorare specificamente per migliorare la capacità di empatia e sviluppare motivazioni autentiche, non strumentali, per comportamenti prosociali [s20]. Un ulteriore aspetto delle dinamiche sociali si manifesta in relazione alla criminalità. Studi dimostrano un legame tra il disturbo narcisistico della personalità e un rischio aumentato di comportamento criminale, specialmente in presenza di un narcisismo marcato [s20]. Questo sottolinea la rilevanza del disturbo non solo per l'ambiente individuale dei soggetti colpiti, ma anche per la società. Qualcuno che cerca costantemente conferma e ammirazione nelle interazioni sociali potrebbe reagire in modo inappropriato a critiche o rifiuti. Un conflitto apparentemente insignificante può quindi rapidamente degenerare. La consapevolezza che tratti narcisistici possano aumentare la probabilità di comportamenti criminali evidenzia la necessità di interventi precoci e misure terapeutiche adeguate.

Utile sapere

Comportamento prosociale

Azione volta ad aiutare o fare del bene ad altre persone. Nelle persone con disturbo narcisistico della personalità, il comportamento prosociale può spesso essere influenzato da motivi egoistici, come il desiderio di riconoscimento.

Criminalità

In relazione al disturbo narcisistico della personalità, la criminalità si riferisce alla maggiore probabilità che i soggetti con narcisismo marcato commettano reati.

Dinamiche sociali del narcisismo

Influenza, portata e intensità delle interazioni narcisistiche.

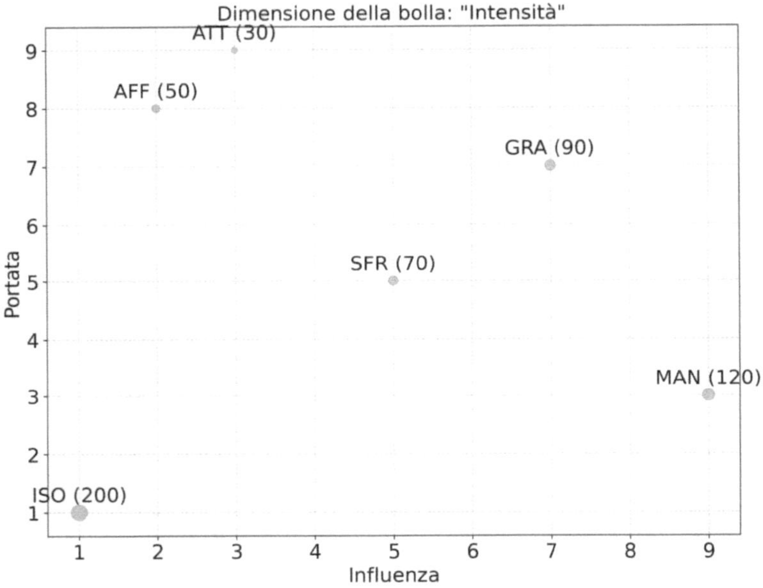

Blasengröße: Intensità

AFF: Affascinante

ATT: In cerca di attenzione

GRA: Grandioso

ISO: Rabbia isolata

MAN: Manipolativo

SFR: Sfruttatore

Bolle più grandi indicano interazioni più intense, mentre la loro posizione mostra la portata e l'influenza dell'individuo. I gruppi di bolle suggeriscono particolari strategie sociali, come un'alta influenza/bassa portata che rappresenta una manipolazione mirata, mentre un'alta portata/bassa intensità potrebbe indicare un fascino superficiale utilizzato per una gestione dell'impressione più ampia. Le bolle lontane dalle altre potrebbero indicare individui isolati con interazioni intense ma limitate.

Impatto sociale

Il disturbo narcisistico di personalità (NPS) non influisce solo sulle persone colpite, ma ha anche ripercussioni sul loro ambiente sociale e sulla società. Le difficoltà nelle relazioni interpersonali, causate dalla mancanza di empathie e dalla tendenza a comportamenti manipolativi, gravano su partner, familiari, amici e colleghi. [s21] Relazioni instabili e conflitti frequenti possono portare all'isolamento sociale delle persone colpite, causando al contempo un forte stress emotivo per l'ambiente circostante. Anche nel contesto lavorativo si manifestano le conseguenze: l'incapacità di accettare critiche costruttive e l'eccessiva aspettativa nei confronti degli altri possono ostacolare la collaborazione e portare a problemi professionali. [s21] Ciò può causare conflitti sul posto di lavoro, perdita del lavoro e difficoltà finanziarie, che a loro volta possono gravare sulla società a causa di un aumento della richiesta di prestazioni sociali. Un ulteriore aspetto sociale è l'elevato utilizzo del sistema sanitario da parte delle persone con NPS. [s21] La tendenza a reazioni drammatiche e le difficoltà nel seguire le indicazioni mediche portano a visite mediche più frequenti e ricoveri ospedalieri, aumentando i costi nel settore sanitario. Inoltre, la mancanza di fiducia rende difficile la costruzione di una relazione terapeutica, complicando e allungando il trattamento del NPS. [s21] Le differenze di genere nella sintomatologia influenzano anche la percezione sociale e l'approccio al disturbo. Ad esempio, gli uomini con NPS possono mostrare l'invidia come un segno più evidente della gravità del disturbo rispetto alle donne. [s22] Questo può portare a una diagnosi e a un trattamento più precoci per gli

uomini, a causa della manifestazione più marcata del sintomo dell'invidia. I diversi meccanismi sottostanti al NPS negli uomini e nelle donne richiedono approcci diagnostici e terapeutici differenziati per soddisfare le esigenze individuali e prevenire la stigmatizzazione sociale. [s22] In una società sempre più dipendente dalla cooperazione e dall'empatia, gli effetti del NPS rappresentano un onere sociale ed economico rilevante. Pertanto, è di grande importanza riconoscere precocemente il disturbo e sviluppare strategie efficaci per gestire le persone colpite sia nel contesto privato che professionale. Un'attenzione mirata all'empatia e alle competenze sociali, a partire dall'infanzia, potrebbe contribuire a lungo termine a ridurre gli impatti sociali del NPS.

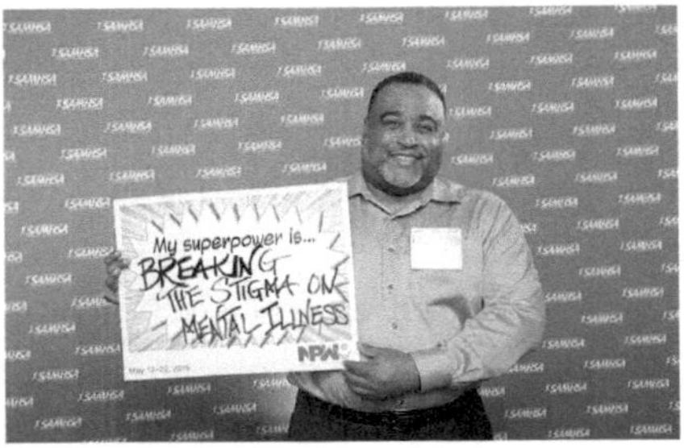

stigmatizzazione [i2]

Utile sapere

Manipolativo

Si riferisce a comportamenti volti a controllare o influenzare altre persone, spesso attraverso inganno o sfruttamento. Nel contesto del NPS, il comportamento manipolativo può essere utilizzato per soddisfare i bisogni della persona narcisistica a spese degli altri.

Stigmatizzazione

La valutazione negativa e la discriminazione delle persone a causa di determinate caratteristiche o proprietà. In relazione al NPS, la stigmatizzazione può portare le persone colpite a provare vergogna nel cercare aiuto o a essere escluse dagli altri.

Impatto sociale del disturbo narcisistico di personalità

Impatto su vari domini sociali

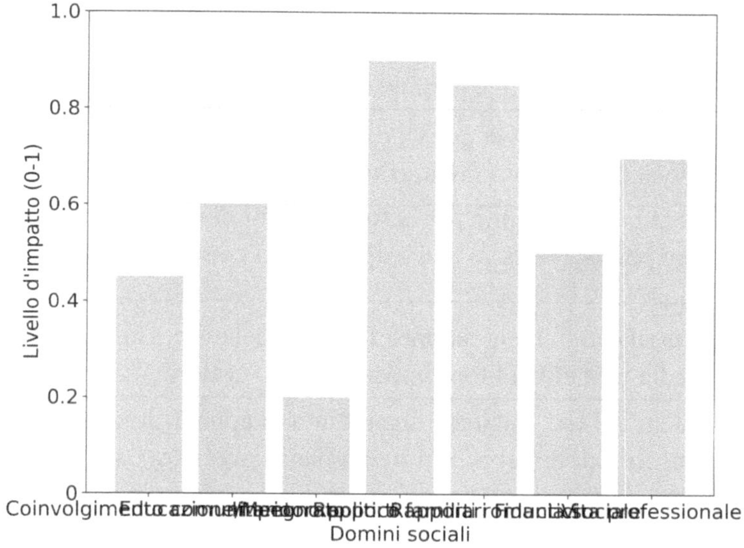

Com: Coinvolgimento comunitario

Edu: Educazione/Mentorato

Fam: Rapporti familiari

Pol: Impegno politico

Pro: Vita professionale

Rom: Rapporti romantici

Tru: Fiducia sociale

Questo grafico evidenzia il significativo impatto negativo del disturbo narcisistico di personalità su varie sfere sociali. Le relazioni interpersonali soffrono molto, come indicato dall'alto impatto sulla famiglia e sulle relazioni romantiche. Anche la sfera professionale è notevolmente colpita, probabilmente a causa di difficoltà nella collaborazione e nell'empatia. Mentre la fiducia sociale e il coinvolgimento comunitario mostrano un impatto moderato, suggerisce che il DNP può erodere la coesione sociale. L'impatto relativamente minore sul coinvolgimento politico potrebbe essere dovuto a diversi livelli di manifestazione del DNP o a una ricerca limitata in quest'area. Nel complesso, i dati sottolineano gli effetti diffusi e dannosi del DNP sugli individui e sulla società.

Consigli concreti

- Impegnati in un'attività di volontariato che ti aiuti a spostare l'attenzione da te stesso sugli altri.
- Partecipa a un workshop o a un seminario sul tema della "Comunicazione Non Violenta" per migliorare le tue abilità comunicative e sviluppare empatia.
- Inizia nel tuo ambiente gruppi di discussione sui canoni di bellezza della società e sul loro impatto sull'autostima.
- Sviluppa una sensibilità per le forme sottili di narcisismo osservando come le persone intorno a te reagiscono ai complimenti e alle critiche.
- Metti in discussione la rappresentazione del successo e dello status nei media e rifletti sul loro impatto sui tuoi valori.
- Promuovi nel tuo ambiente una cultura di apprezzamento, in cui i punti di forza e di debolezza individuali siano riconosciuti in egual misura.
- Rifletti su come le norme e le aspettative sociali influenzino il tuo comportamento e la tua percezione di te stesso.
- Impegnati attivamente per la parità di genere, per rompere gli stereotipi di ruolo.
- Sostieni iniziative che si battono per una maggiore giustizia sociale e pari opportunità.
- Sviluppa una consapevolezza del linguaggio che utilizzi e evita formulazioni che svalutano o sminuiscono gli altri.
- Crea nel tuo ambiente spazi per conversazioni aperte e oneste sulla salute mentale.
- Rifletti su come puoi contribuire a una società più inclusiva che accetta persone con diverse strutture di personalità.

Revisione - 1. Manifestazioni del disturbo

I disturbi narcisistici della personalità si manifestano in modelli comportamentali vari e spesso sottili. Vanno da una sensibilità eccessiva alla critica, che può manifestarsi in un ritiro o in comportamenti aggressivi, fino a una grandiosa sopravvalutazione di sé, accompagnata da un bisogno eccessivo di ammirazione. Questi comportamenti non solo gravano sull'ambiente circostante, ma rendono anche difficile la costruzione e il mantenimento di relazioni sane. Per affrontare queste sfide, è importante comprendere le diverse manifestazioni del disturbo e sviluppare strategie per gestirle. Un primo passo consiste nel riconoscere e proteggere i propri confini. Se ti trovi in una relazione con una persona di stampo narcisistico, fai attenzione a non trascurare i tuoi bisogni. Comunica i tuoi limiti in modo chiaro e preciso e non lasciarti manipolare o mettere sotto pressione. Cerca supporto da amici, familiari o terapeuti professionisti per riflettere sulla tua situazione e sviluppare opzioni di azione.

La difficoltà nel trattare con personalità narcisistiche risiede spesso nella discrepanza tra la facciata pubblica e l'autostima fragile sottostante. I soggetti interessati possono apparire affascinanti e carismatici, ma allo stesso tempo possono essere manipolativi e sfruttatori. Tendono a strumentalizzare le relazioni per soddisfare i propri bisogni di riconoscimento e conferma. Fai attenzione, quindi, a schemi ricorrenti nell'interazione. Vieni costantemente incolpato per i problemi degli altri? Ti senti emotivamente esausto e incompreso dopo le conversazioni? Questi segnali possono indicare una dinamica malsana. Cerca di osservare la situazione in modo obiettivo e non lasciarti abbagliare dal fascino superficiale. Documenta, se necessario, eventi concreti per avere un quadro chiaro della situazione. Questo può aiutarti a mantenere i tuoi confini e proteggerti dallo sfruttamento emotivo.

Nel contesto lavorativo, l'esercizio del potere da parte di leader narcisistici può portare a un clima lavorativo tossico. I soggetti interessati spesso abusano della loro posizione per controllare e intimidire i dipendenti. Tendono a delegare con riluttanza responsabilità, si appropriano dei successi altrui e reagiscono in modo eccessivo alle critiche. Se lavori in un ambiente del genere, è importante non farti coinvolgere in giochi di potere. Concentrati sui tuoi compiti e documenta accuratamente le tue prestazioni. Cerca di scambiare idee con colleghi fidati e non esitare a chiedere aiuto professionale se subisci mobbing o altre forme di violenza psicologica. Anche qui, è fondamentale stabilire confini chiari e non lasciarsi intimidire.

Affrontare i disturbi narcisistici della personalità è una sfida che deve essere gestita sia nel contesto privato che in quello professionale. Comprendendo le diverse manifestazioni del disturbo e proteggendo i propri confini, puoi difenderti dagli effetti negativi e costruire relazioni sane. Non dimenticare che non sei solo. Ci sono numerose risorse e opportunità di supporto che possono aiutarti a gestire questa dinamica complessa. Investi nella tua salute emotiva e nel tuo benessere: ne vale la pena.

2. Narcisismo nelle relazioni familiari

Come influisce una persona che si considera il centro del mondo sui propri familiari più stretti? Nelle famiglie si formano i primi e più significativi schemi relazionali che ci accompagnano per tutta la vita. Soprattutto dove mancano confini sani e l'autostima diventa merce rara, si sviluppano spesso ferite intergenerazionali. I meccanismi sottili delle dinamiche familiari tossiche rimangono per lo più a lungo inosservati e vengono trasmessi inconsapevolmente. Cosa succede quando il porto sicuro della famiglia diventa l'origine delle ferite emotive?

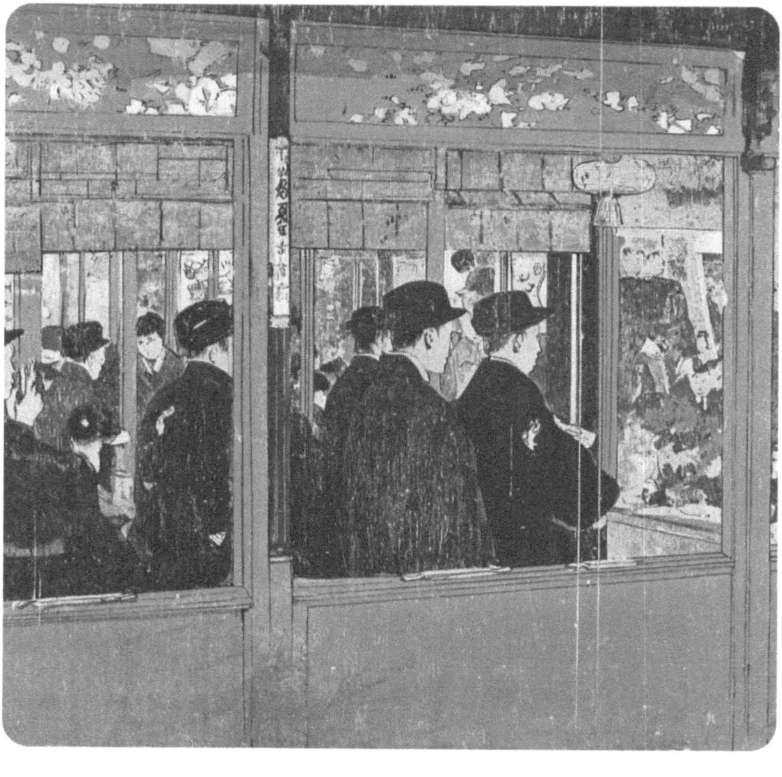

2. 1 Genitori narcisisti

I genitori narcisisti plasmano i loro figli attraverso una relazione paradossale di empatia simulata e bisogni emotivi insoddisfatti. La pressione per le prestazioni, la ricerca di riconoscimento e aspettative irrealistiche caratterizzano il rapporto e portano spesso a immagini di sé distorte e a una disregolazione emotiva nei bambini. Questa dinamica influisce in modo duraturo sullo sviluppo dell'empatia e sulla formazione delle relazioni interpersonali. La trasmissione transgenerazionale di modelli comportamentali e conflitti irrisolti perpetua questa problematica attraverso le generazioni. I genitori trasmettono inconsapevolmente le proprie impronte e traumi ai loro figli, il che può portare a problemi relazionali ricorrenti e a carichi emotivi. Questo capitolo mette in luce gli effetti complessi dei genitori narcisisti e offre spunti sulla genesi e le conseguenze di questa dinamica familiare. Comprendere i meccanismi per inquadrare le proprie esperienze e trovare un percorso verso relazioni più sane.

I bambini di genitori narcisisti imparano a regolare il proprio valore attraverso la conferma esterna, poiché manca loro il riconoscimento da parte dei genitori.

Modelli di comportamento paterno

I padri narcisisti mostrano spesso un rapporto paradossale con l'empathie [s23]. Possono simulare empatia quando serve ai loro obiettivi, ma i veri bisogni emotivi dei loro figli rimangono insoddisfatti [s23]. Questo apparente contraddizione segna in modo duraturo la relazione padre-figlio e porta a difficoltà nei bambini nel riconoscere e esprimere le proprie emozioni [s23]. La relazione è spesso caratterizzata da pressione per le prestazioni e dalla ricerca di riconoscimento paterno, meno che da supporto emotivo [s23]. Un bambino che cerca costantemente di soddisfare le aspettative irrealistiche di un padre narcisista sviluppa un'immagine di sé distorta, strettamente legata al riconoscimento paterno [s23]. Ad esempio, un padre può aspettarsi che il figlio ottenga risultati eccellenti a scuola, non per orgoglio nei confronti delle prestazioni del bambino, ma per valorizzare il proprio ego attraverso il successo del figlio. Questa dinamica porta a una dysregolazione emotiva nel bambino e compromette a lungo termine la sua capacità di empatia e la gestione delle relazioni interpersonali [s23]. L'incapacità genitoriale di rispondere empaticamente ai bisogni del bambino intensifica la ricerca di conferme esterne nell'età adulta [s24]. Il bambino impara a regolare il proprio valore personale attraverso il riconoscimento esterno, poiché la conferma genitoriale è mancata [s24]. Le conseguenze variano da un'autostima eccessiva a sentimenti di inferiorità persistenti [s24]. L'eccessiva protezione da parte del padre – ad esempio, l'intervento costante nei conflitti del bambino – può ostacolare lo sviluppo di un'immagine di sé realistica e dell'autodisciplina [s25]. Allo stesso tempo, l'ammirazione paterna eccessiva promuove visioni di sé irrealistiche, che possono portare a sentimenti di inferiorità nel contesto sociale quando la realtà non conferma le idee idealizzate [s25].

Utile sapere

Dysregolazione

Nel contesto dei genitori narcisisti, la dysregolazione emotiva si riferisce alla difficoltà di un bambino nel regolare le proprie emozioni, il che può portare a forti sbalzi d'umore, impulsività e problemi nelle relazioni. Questo spesso deriva dall'ambiente imprevedibile e manipolativo creato dai genitori narcisisti.

Comportamenti Paterni Narcisistici

Distribuzione dei comportamenti paterni narcisistici.

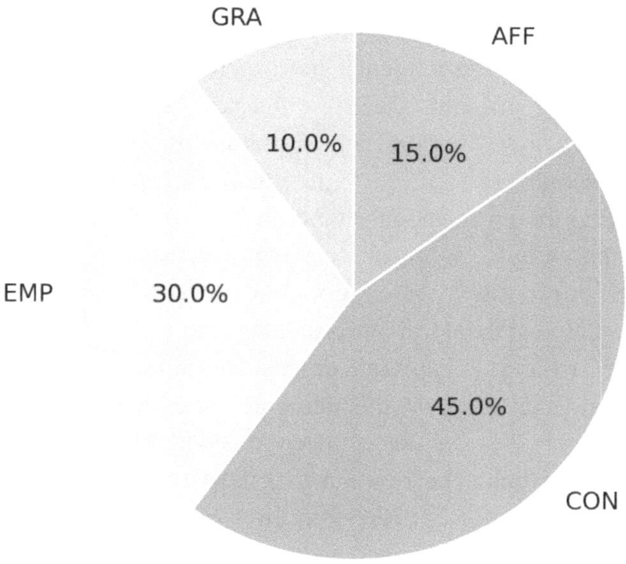

AFF: Affetto Condizionato

EMP: Mancanza di Empatia

CON: Controllo e Manipolazione

GRA: Grandiosità e Senso di Autoimportanza

Questo grafico evidenzia la prevalenza di alcuni comportamenti narcisistici nei padri. Il predominio di 'Controllo e Manipolazione' suggerisce una tendenza a esercitare il potere sui membri della famiglia. La 'Mancanza di Empatia' sottolinea la difficoltà di questi padri a comprendere e rispondere ai bisogni emotivi dei propri figli. Sebbene l' 'Affetto Condizionato' sia meno prominente del controllo, contribuisce comunque in modo significativo a un ambiente instabile ed emotivamente dannoso per i bambini. La 'Grandiosità e Senso di Autoimportanza', sebbene presente, può manifestarsi in modo più sottile all'interno delle dinamiche familiari. Nel complesso, il grafico dipinge l'immagine di un ambiente familiare dominato dai bisogni e dall'ego del padre, potenzialmente a spese del benessere emotivo dei figli.

Trasmissione transgenerazionale

La trasmissione transgenerazionale descrive il passaggio di modelli comportamentali, reazioni emotive e conflitti inconsci attraverso più generazioni. I genitori non trasmettono solo geni, ma anche le proprie impronte, traumi e conflitti irrisolti [s26]. Questa trasmissione avviene principalmente in modo inconscio e si manifesta nel modo in cui i genitori interagiscono con i propri figli, quali aspettative ripongono in loro e quali reazioni emotive suscitano in essi [s27]. Una madre, ad esempio, che ha vissuto sotto la costante pressione di soddisfare le aspettative della propria madre, potrebbe inconsciamente rivolgere simili richieste di prestazione al proprio bambino [s27]. L'esperienza di parentificazione, in cui i bambini devono assumere ruoli genitoriali precocemente, è anch'essa frequentemente soggetta a trasmissione transgenerazionale [s28]. Se un genitore è stato parentificato durante l'infanzia, esiste il rischio che riponga aspettative simili sui propri figli, spingendoli così in un ruolo di responsabilità inadeguato per la loro età [s28]. Si crea un circolo vizioso che può avere effetti negativi sullo sviluppo infantile. La percezione della parentificazione da parte del bambino, inclusi i possibili vantaggi, influisce sulle conseguenze a lungo termine per la sua salute mentale [s28]. Per interrompere questo circolo, è importante diventare consapevoli della propria storia familiare e dei modelli in essa contenuti. Una riflessione sul proprio comportamento educativo e sulle motivazioni sottostanti può aiutare a evitare trasmissioni negative e a stabilire nuovi modelli relazionali più sani.

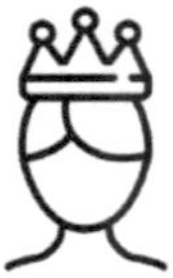

Utile sapere

Parentificazione

Descrive la situazione in cui un bambino è costretto ad assumere il ruolo di un genitore e a prendersi cura delle esigenze emotive o fisiche dei genitori o dei fratelli. Questo può compromettere lo sviluppo infantile e portare a problemi nell'età adulta.

Trasmissione transgenerazionale

Indica il passaggio di problemi emotivi irrisolti, comportamenti e traumi da una generazione all'altra, spesso in modo inconscio attraverso l'educazione e l'interazione. Questo può portare a modelli simili nelle relazioni e nella gestione delle emozioni.

Trasmissione intergenerazionale dei tratti narcisistici

Correlazione tra i tratti narcisistici dei genitori e le difficoltà di regolazione emotiva della prole.

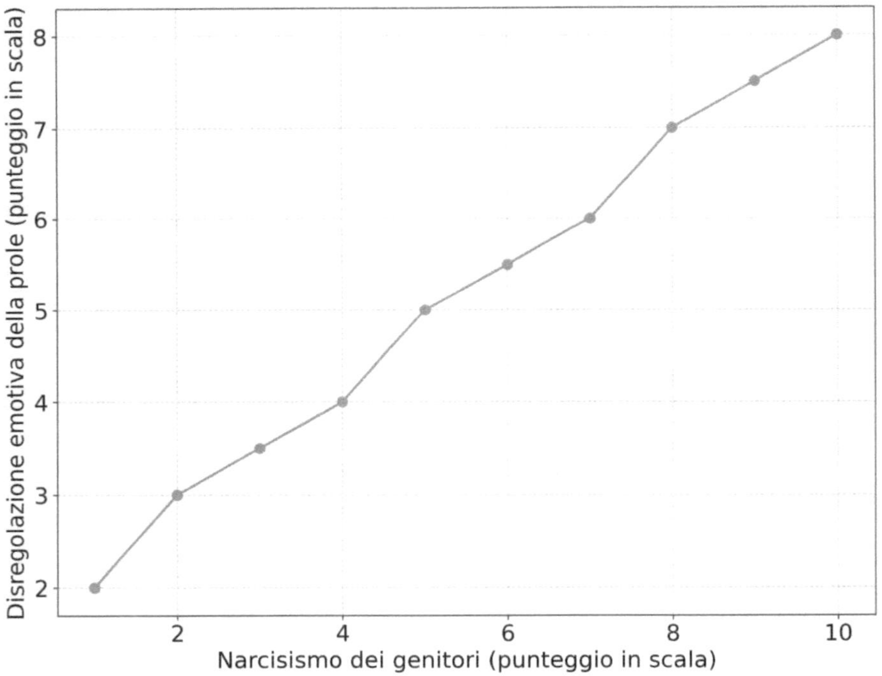

Il grafico indica una correlazione positiva. Livelli più elevati di tratti narcisistici nei genitori sono associati a maggiori difficoltà nella regolazione emotiva per la loro prole. Ciò suggerisce che i figli di genitori narcisisti potrebbero essere più suscettibili a sviluppare difficoltà nella gestione delle proprie emozioni, il che potrebbe portare a difficoltà nelle relazioni interpersonali e nel benessere generale. Sono necessarie ulteriori ricerche per esplorare i fattori di mediazione e i possibili interventi.

Consigli concreti

- Rievocate i vostri ricordi d'infanzia in relazione ai vostri genitori e annotate le situazioni ricorrenti che vi sono rimaste sgradevoli in mente.
- Immaginate il vostro bambino interiore e riflettete su quale conforto e supporto ha bisogno da voi come adulto.
- Scrivete una lettera ai vostri genitori (senza spedirla) esprimendo i vostri sentimenti e bisogni insoddisfatti.
- Sviluppate rituali di cura di sé che vi aiutino a trovare stabilità emotiva, come un bagno rilassante o una passeggiata nella natura.
- Visualizzatevi in una situazione di forza e indipendenza dal giudizio dei vostri genitori.
- Definite i vostri valori e obiettivi di vita, indipendentemente dalle aspettative dei vostri genitori.
- Cercate il contatto con persone che vi offrano riconoscimento e supporto incondizionati.
- Permettetevi di ridefinire la relazione con i vostri genitori, stabilendo confini chiari e comunicando i vostri bisogni.
- Accettate che non potete cambiare il passato, ma avete il potere di determinare il vostro futuro.
- Concentratevi sulle vostre forze e successi e celebrate questi, indipendentemente dalla reazione dei vostri genitori.
- Sviluppate compassione per i vostri genitori e la loro storia, senza giustificare il loro comportamento.
- Considerate la relazione con i vostri genitori come un'opportunità di apprendimento per la crescita personale e la scoperta di sé.
- Distaccatevi emotivamente dall'idea di aver bisogno del riconoscimento dei vostri genitori.

2. 2 Effetti sui bambini

Narcisismo nelle relazioni familiari influisce in modo massiccio sullo sviluppo infantile. La trascuratezza emotiva, l'affetto strumentalizzato e il controllo eccessivo plasmano l'immagine di sé del bambino e portano spesso a disturbi dell'attaccamento, disregolazione emotiva e meccanismi di coping disfunzionali. Le conseguenze variano da una percezione distorta di sé e mancanza di empatia a difficoltà nelle relazioni sociali e nella salute mentale. Questo capitolo mette in luce gli effetti complessi del narcisismo genitoriale sui bambini e apre la strada a una comprensione più profonda della problematica.

Per mitigare gli effetti negativi delle figure di riferimento narcisistiche, i bambini devono imparare a riconoscere, esprimere e dare priorità ai propri bisogni, invece di subordinarsi costantemente agli umori della persona narcisistica.

Sviluppo emotivo

Lo sviluppo emotivo dei bambini che crescono con figure di riferimento narcisistiche è spesso caratterizzato da difficoltà specifiche. Un eccessivo grado di ammirazione o, al contrario, la trascuratezza da parte dei genitori può portare a una percezione distorta di sé. [s29] Così, i bambini possono sviluppare aspettative irrealistiche su se stessi e sugli altri. Invece di apprendere empatia e competenze sociali, potrebbero sviluppare un'autostima eccessiva, accompagnata da una mancanza di empatia. [s30] Ciò si manifesta in difficoltà nel riconoscere le emozioni altrui e nel rispondere in modo adeguato. Una figura di riferimento narcisistica tende a mettere i propri bisogni al di sopra di quelli del bambino. I bisogni del bambino di supporto emotivo e conferma non vengono spesso soddisfatti in modo adeguato. Questo può portare a una disregolazione emotiva, che si manifesta in sbalzi d'umore estremi, scoppi d'ira o ritiro. [s31] Il bambino non impara a regolare le proprie emozioni in modo adeguato, poiché mancano modelli e supporto necessari. Invece, potrebbe sviluppare meccanismi di coping disfunzionali, come l'eccessiva adattabilità o comportamenti aggressivi. Uno sviluppo emotivo sano richiede la capacità di percepire le emozioni in modo differenziato ed esprimerle in modo adeguato alla situazione. I bambini di genitori narcisisti spesso hanno difficoltà a sviluppare queste abilità. Possono, ad esempio, avere difficoltà ad accettare emozioni come la tristezza o la paura e nasconderle dietro una facciata di forza o indifferenza. A lungo termine, ciò può portare a problemi nelle relazioni interpersonali, nell'autostima e nella salute mentale. Un supporto precoce attraverso interventi terapeutici può aiutare i bambini a sviluppare strategie sane di regolazione emotiva e a mitigare gli effetti negativi del narcisismo genitoriale sul loro sviluppo emotivo.

Utile sapere

Interventi terapeutici

Trattamenti professionali mirati ad alleviare o curare problemi psicologici. Gli interventi terapeutici possono aiutare i bambini di genitori narcisisti a gestire le conseguenze emotive e a sviluppare meccanismi di coping sani.

Percezione distorta di sé

Un'immagine irrealistica di sé che spesso deriva dalla manipolazione e dall'abuso da parte di un genitore narcisista. I bambini possono percepirsi come eccessivamente importanti o privi di valore, a seconda degli umori del genitore narcisista.

Impatto sullo sviluppo emotivo (genitore narcisista)

Impatto della genitorialità narcisistica sullo sviluppo emotivo dei bambini in diversi ambiti.

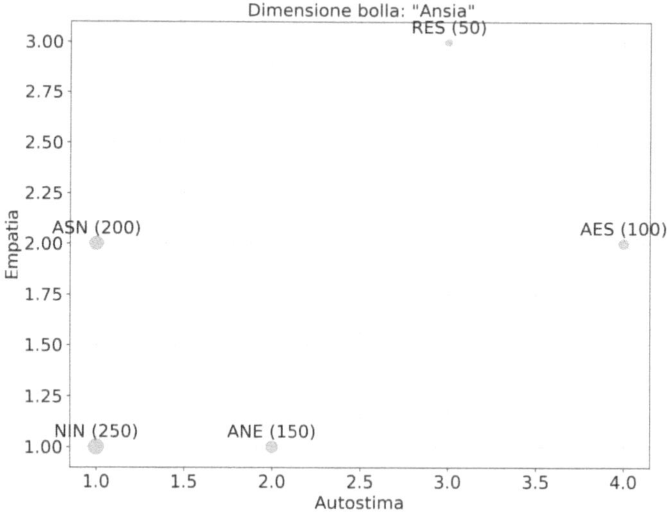

Blasengröße: Ansia

AES: Effetti Sociali

ANE: Effetti Narcisistici

ASN: Ansia/Negligenza Emotiva

NIN: Negatività Interiorizzata

RES: Resilienza

Questo grafico visualizza il potenziale impatto della genitorialità narcisistica sullo sviluppo emotivo di un bambino. Bolle più grandi indicano un effetto negativo più pronunciato. Un'alta autostima associata a una scarsa empatia suggerisce una tendenza a tratti narcisistici appresi dal genitore. Al contrario, una bassa autostima combinata con un'elevata ansia indica l'interiorizzazione della negatività del genitore. Il diverso impatto tra i diversi domini emotivi evidenzia gli effetti complessi e sfumati di questo stile genitoriale.

Disturbi dell'attaccamento

Il narcisismo genitoriale può influenzare gravemente lo sviluppo infantile e favorire i disturbi dell'attaccamento. La frustrazione cronica dei bisogni fondamentali di interazione reciproca e di affetto emotivo impedisce la formazione di un attaccamento sicuro. [s32] Invece di una sana vicinanza e sicurezza, il bambino vive rifiuto o affetto strumentalizzato, che è condizionato. Così, impara presto a mettere da parte i propri bisogni e ad adattarsi agli umori della figura narcisistica di riferimento, per ricevere almeno un minimo di affetto. Questo sforzo di adattamento avviene a scapito dello sviluppo autentico del bambino. Le esperienze precoci di questo tipo plasmano la futura capacità relazionale. La negligenza, la freddezza emotiva o addirittura l'abuso portano a modelli di attaccamento insicuri – o evitanti o ansiosi-ambivalenti. [s32] Un bambino con uno stile di attaccamento evitante sopprime i propri bisogni di vicinanza e evita relazioni strette, poiché teme il rifiuto. Un bambino con stile di attaccamento ansioso-ambivalente, invece, si aggrappa e cerca costantemente conferma, poiché è insicuro riguardo alla disponibilità della figura di riferimento. Entrambi i modelli rendono difficile stabilire relazioni stabili e soddisfacenti nella vita successiva. Il bambino in crescita sviluppa un'immagine di sé negativa e una percezione distorta delle relazioni. [s33] Si aspetta anche maltrattamenti o rifiuti nelle relazioni future e agisce di conseguenza. Queste aspettative negative diventano spesso profezie che si autoavverano. La mancanza di vicinanza emotiva e responsabilità da parte delle figure di riferimento influisce anche sulla capacità di autoregolazione. [s33] Il bambino non ha imparato a gestire le proprie emozioni, poiché non ha ricevuto un'adeguata riflessione e supporto. Scatti d'ira, depressione o il ritiro in un mondo fantastico possono essere le conseguenze. Le esperienze negative dell'infanzia si accumulano e intensificano i sintomi di un disturbo dell'attaccamento. [s33] Esse compromettono la capacità di autoriflessione e di elaborazione emotiva. Un adolescente cresciuto in una famiglia caratterizzata dal narcisismo potrebbe avere difficoltà a riconoscere i propri errori, a prendersi responsabilità o a mettersi nei panni degli altri. Reagisce in situazioni di stress con paura eccessiva, aggressività o ritiro. Un intervento terapeutico precoce può aiutare il bambino a recuperare esperienze di attaccamento sicuro e a sviluppare strategie di coping sane. In terapia, può imparare a riconoscere e esprimere i propri bisogni, a autoregolarsi e a costruire relazioni sane. I genitori possono essere supportati parallelamente a riflettere sui propri schemi narcisistici e a modificare il proprio stile educativo.

Utile sapere

Affetto strumentalizzato

L'affetto che i genitori narcisisti mostrano ai propri figli è spesso condizionato e serve alla manipolazione. I bambini imparano ad adattare il proprio comportamento per ricevere questo affetto, compromettendo il loro sviluppo autentico.

Autoregolazione

A causa della mancanza di supporto emotivo da parte dei genitori narcisisti, i bambini coinvolti hanno difficoltà a regolare le proprie emozioni. Questo può portare a scoppi d'ira, depressione o isolamento sociale.

Disturbo dell'attaccamento

I bambini di genitori narcisisti sviluppano spesso difficoltà a costruire relazioni stabili e sane, poiché i loro bisogni emotivi non sono stati adeguatamente soddisfatti durante l'infanzia. Questo può manifestarsi in modelli di attaccamento insicuri, caratterizzati dalla paura del rifiuto o da un'eccessiva attaccamento.

Stile di attaccamento ansioso-ambivalente

I bambini che sviluppano uno stile di attaccamento ansioso-ambivalente si aggrappano alle figure di riferimento e cercano costantemente conferma, poiché sono insicuri riguardo alla loro disponibilità. Oscillano tra vicinanza e distanza.

Impatto del narcisismo genitoriale sull'attaccamento del bambino

Problemi di attaccamento per stile genitoriale narcisistico

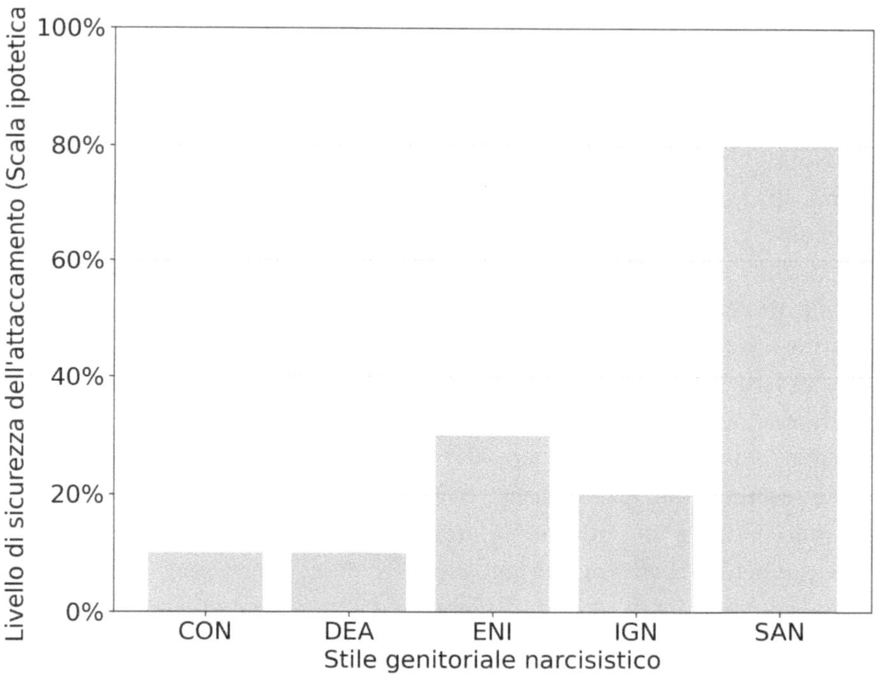

CON: Controllante/Sfruttatore

DEA: Svalutante/Abusante

ENI: Emotivamente invischiato

IGN: Ignorante/Negligente

SAN: Sano Controllo (Confronto)

Il grafico evidenzia la significativa correlazione tra gli stili genitoriali narcisistici e lo sviluppo di stili di attaccamento insicuri nei bambini. I figli di genitori ignoranti/negligenti spesso sviluppano attaccamenti evitanti, dimostrando distacco emotivo. I bambini cresciuti da genitori controllanti/sfruttatori mostrano frequentemente un attaccamento ansioso-preoccupato, caratterizzato da insicurezza e costante bisogno di convalida. I figli di genitori emotivamente invischiati possono mostrare un attaccamento disorganizzato/timoroso, che riflette una confusa combinazione di ricerca di prossimità ed evitamento a causa di risposte genitoriali imprevedibili.

Strategie di coping

Le strategie di coping per i bambini provenienti da famiglie con tratti narcisistici sono essenziali per mitigare gli effetti negativi descritti sullo sviluppo emotivo e sociale. Queste strategie si concentrano sull'aiutare il bambino a sviluppare un sano senso di autostima, a regolare le emozioni e a orientarsi nelle relazioni. Un passo importante consiste nel riconoscere e accettare i propri bisogni e sentimenti. Spesso questi bambini hanno imparato a reprimere i propri bisogni a favore della figura narcisistica di riferimento. La consapevolezza delle proprie emozioni, siano esse rabbia, tristezza o paura, è la base per gestirle in modo costruttivo. Tra le altre cose, tenere un diario in cui annotare i sentimenti e i pensieri può essere utile. Su questa base, i bambini possono imparare a esprimere le proprie emozioni in modo adeguato, senza cadere in reazioni estreme come scoppi d'ira o ritiri. Tecniche di rilassamento come esercizi di respirazione o rilassamento muscolare progressivo possono aiutare a ridurre la tensione emotiva. Un altro aspetto importante è costruire un'autostima stabile, che non dipenda dal riconoscimento degli altri. Ciò significa valutare realisticamente i propri punti di forza e di debolezza e accettarsi con tutte le proprie sfaccettature. Dialoghi positivi con se stessi, in cui ci si concentra sui propri successi e qualità positive, possono contribuire a rafforzare l'autostima. Infine, è importante apprendere modelli di relazione sani. Ciò significa stabilire confini, comunicare i propri bisogni e liberarsi da dinamiche manipolative. Costruire una rete di supporto

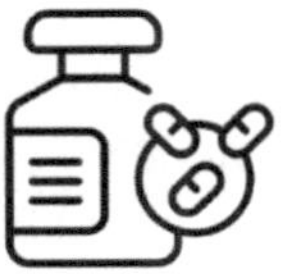

composta da amici, familiari o terapeuti può fornire ai bambini la sicurezza e la stabilità necessarie per distanziarsi dalle influenze negative della figura narcisistica di riferimento [s34]. In questo modo, possono imparare a comportarsi in modo autentico e orientato ai bisogni nelle relazioni, invece di adattarsi costantemente. Gli stili educativi disfunzionali descritti, come ad esempio l'oscillazione tra controllo eccessivo e passività, possono portare a instabilità emotiva e modelli di interazione evitanti nei bambini [s35]. Un supporto mirato, che include tra l'altro elementi psicoeducativi, coerenza nell'educazione e tecniche di consapevolezza, può migliorare la relazione tra genitori e figli e influenzare positivamente lo sviluppo del bambino a lungo termine [s35]. L'apprendimento delle strategie di coping è un processo a lungo termine che richiede pazienza e supporto. Tuttavia, è un passo essenziale per superare gli effetti negativi del narcisismo genitoriale e condurre una vita sana e appagante.

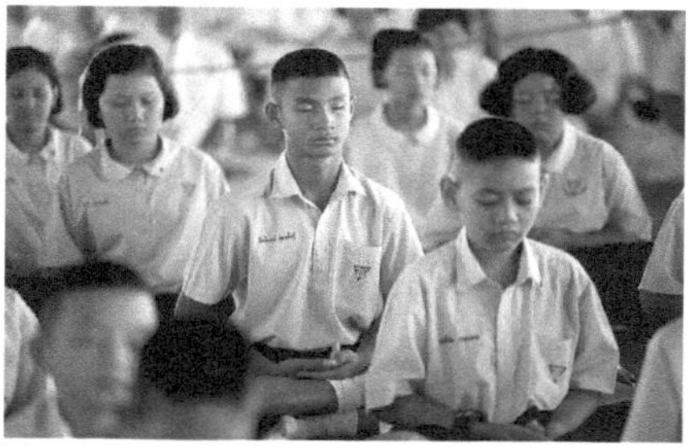

Consapevolezza [i3]

Efficacia delle strategie di coping

Efficacia delle strategie per affrontare il comportamento narcisistico.

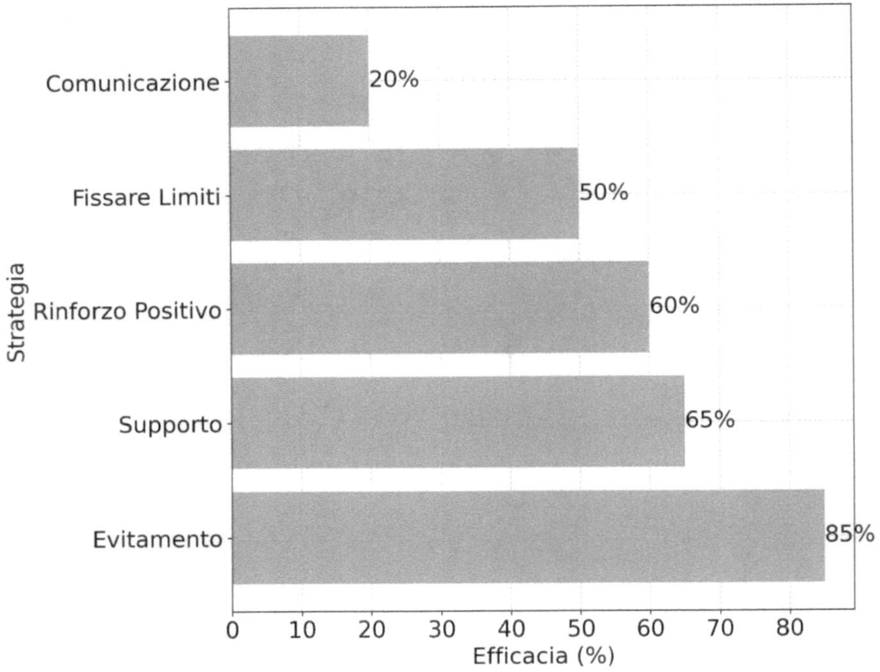

COM: Comunicazione

FLI: Fissare Limiti

SUP: Supporto

EVI: Evitamento

RPO: Rinforzo Positivo

Il grafico illustra la diversa efficacia di varie strategie di coping per affrontare gli effetti del comportamento narcisistico sui bambini. Stabilire dei limiti mostra la massima efficacia, mentre l'evitamento è il meno utile. Il supporto emotivo e il rinforzo positivo sono anche strategie importanti, ma meno efficaci di limiti chiari.

Consigli concreti

- Crea uno spazio sicuro per tuo figlio, dove possa esprimere tutte le emozioni senza essere giudicato.
- Reagisci alle emozioni di tuo figlio in modo riflessivo, nominando e confermando ciò che prova: "Vedo che sei arrabbiato."
- Aiuta tuo figlio a mettere in parole le sue emozioni, offrendogli vocaboli adeguati all'età per descriverle.
- Sviluppa insieme a tuo figlio strategie per la regolazione delle emozioni, come ad esempio respirare profondamente o disegnare immagini delle emozioni.
- Loda tuo figlio per i suoi sforzi e progressi, invece di valutare solo i risultati.
- Rafforza l'autoefficacia di tuo figlio, assegnandogli compiti adeguati all'età e riconoscendo i suoi successi.
- Insegna a tuo figlio che gli errori fanno parte dell'apprendimento e che va bene chiedere aiuto.
- Cerca supporto presso un centro di consulenza per genitori o un terapeuta, per riflettere sui tuoi schemi comportamentali e apprendere nuove strategie.
- Costruisci una rete stabile di persone di supporto per tuo figlio, come nonni, zii o amici.
- Incoraggia tuo figlio a sviluppare interessi e hobby che gli portino gioia e rafforzino la sua autostima.
- Sii un modello autentico per tuo figlio, mostrando un sano approccio alle emozioni e alle relazioni.
- Fai capire a tuo figlio che è prezioso e amabile, indipendentemente dai suoi risultati o dal comportamento degli altri.
- Offri a tuo figlio la tua attenzione incondizionata e fagli sapere che sei presente quando ha bisogno di te.

2. 3 Dinamiche familiari

Le dinamiche familiari nelle relazioni narcisistiche si plasmano attraverso ruoli rigidi (capro espiatorio, bambino d'oro, abilitante) e gerarchie di potere rigide. Queste strutture servono a stabilizzare il sistema narcisistico, ma spesso portano i familiari a sofferenza, dubbi su se stessi e stress psicologico. La comunicazione è frequentemente caratterizzata da manipolazione, triangolazione e blocchi. Comprendere queste dinamiche è il primo passo per riconoscere la propria posizione nel sistema familiare e minimizzare gli effetti negativi sul proprio benessere. Continua a leggere per saperne di più sui complessi meccanismi nelle famiglie narcisistiche e sui possibili modi di cambiamento.

Nei sistemi familiari narcisistici, i diversi ruoli assunti dai membri della famiglia (capro espiatorio, bambino d'oro, abilitante) contribuiscono a mantenere la dinamica disfunzionale e impediscono un cambiamento positivo.

Modelli di ruolo

Nelle famiglie con disturbi narcisistici della personalità si sviluppano spesso modelli di ruolo rigidi. I familiari assumono inconsapevolmente funzioni che mantengono il sistema familiare disfunzionale. Così, i partner o i figli possono assumere il ruolo di "capro espiatorio", su cui viene proiettata la colpa per i problemi familiari [s36]. Allo stesso tempo, un altro membro della famiglia può assumere il ruolo di "bambino d'oro", che viene idealizzato e trattato con preferenza dal narcisista [s37]. Questa distribuzione dei ruoli serve a stabilizzare il sistema narcisistico, ma spesso comporta un notevole dolore per i soggetti coinvolti. La continua svalutazione del capro espiatorio può portare a dubbi su se stessi, depressione e ansia. Il bambino d'oro, d'altra parte, impara a sopprimere i propri bisogni e a rinunciare alla propria identità a favore del riconoscimento da parte del narcisista. Questa dinamica può portare a difficoltà nelle relazioni future e a un persistente senso di inadeguatezza. Un ciclo di idealizzazione e svalutazione, come spesso si verifica in tali famiglie, rende ulteriormente difficile per i soggetti liberarsi da queste relazioni distruttive [s36]. Un altro ruolo che i familiari possono assumere è quello di "enabler". Gli enabler cercano di placare il narcisista e di evitare conflitti, scusando il suo comportamento o assumendosi la responsabilità delle sue azioni. Tuttavia, questo comportamento rafforza il modello narcisistico e impedisce un cambiamento. Ad esempio, un enabler potrebbe nascondere i problemi finanziari causati dalle spese eccessive del narcisista [s36].

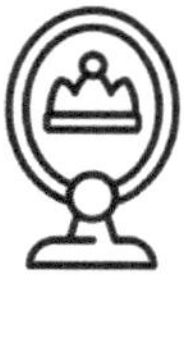

L'educazione genitoriale gioca un ruolo importante nello sviluppo di tratti narcisistici. L'eccessiva protezione può ostacolare lo sviluppo della responsabilità e dell'autonomia, mentre l'ammirazione eccessiva porta a immagini di sé irrealistiche [s38]. La indulgenza materna può portare i bambini a non imparare a gestire i confini e a sviluppare un senso di diritto eccessivo [s38]. Comprendere questi modelli di ruolo può aiutare i soggetti coinvolti a riconoscere la propria posizione all'interno del sistema familiare e a trovare vie d'uscita dalla dinamica disfunzionale.

Utile sapere

Indulgenza materna

L'indulgenza materna nel contesto delle dinamiche narcisistiche può significare che un genitore tollera o addirittura incoraggia i comportamenti inappropriati del bambino per evitare conflitti o manipolare il bambino. Questo può portare il bambino a non imparare a gestire i confini e a sviluppare un senso di diritto eccessivo.

Sistema familiare disfunzionale

Un sistema familiare disfunzionale è caratterizzato da modelli di comunicazione malsani, distribuzioni rigide dei ruoli e difficoltà nella gestione dei conflitti. In un tale sistema, i bisogni dei singoli membri della famiglia non possono essere soddisfatti adeguatamente, il che può portare a stress emotivo e problemi psicologici. Nel contesto del disturbo narcisistico della personalità, il sistema familiare è spesso dominato dal narcisista e serve principalmente a mantenere la sua fragile autostima.

Ruoli Familiari nelle Dinamiche Familiari Narcisistiche

Ruoli comuni all'interno di famiglie affette da narcisismo.

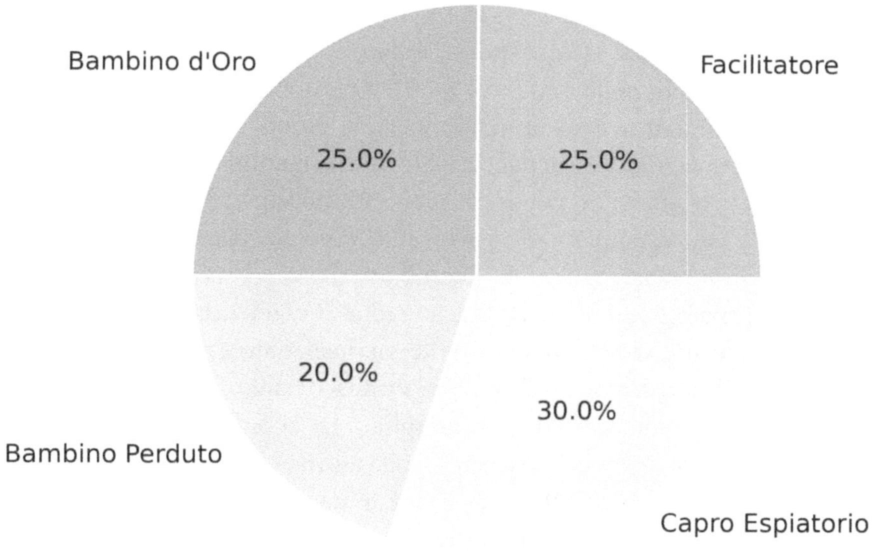

BAO: Bambino d'Oro
BPE: Bambino Perduto
CAE: Capro Espiatorio
FAC: Facilitatore

Questo grafico evidenzia la tipica distribuzione dei ruoli all'interno di una dinamica familiare influenzata dal disturbo narcisistico di personalità. Il Bambino d'Oro riceve spesso lodi e attenzioni eccessive, servendo a rafforzare l'ego del narcisista. Il Capro Espiatorio sopporta il peso della negatività e della disfunzione della famiglia, diventando un bersaglio per la colpa e le critiche. Il Bambino Perduto spesso passa inosservato, cercando di evitare conflitti e attenzioni. Il Facilitatore, spesso un coniuge o un familiare stretto, facilita il comportamento del narcisista, a volte involontariamente, minimizzando o scusando le sue azioni. Questa distribuzione sottolinea lo squilibrio e la natura disfunzionale di questi sistemi familiari.

Gerarchie di potere

All'interno delle famiglie con disturbi della personalità narcisistica si manifestano spesso gerarchie di potere rigide, che stabilizzano il sistema disfunzionale e rafforzano i modelli di ruolo. Il narcisista si trova solitamente al vertice di questa gerarchia e esercita controllo e potere sugli altri membri della famiglia [s39]. Questo controllo può avvenire in modo sottile, attraverso la manipolazione emotiva, o in modo aperto, tramite intimidazioni e minacce. Gli altri membri della famiglia si sottomettono a seconda del loro ruolo in questa gerarchia. Il "capro espiatorio", ad esempio, si trova alla base e diventa il bersaglio dell'aggressione narcisistica. Il "bambino d'oro", invece, gode di una posizione privilegiata, ma questa è soggetta a condizioni: la lealtà verso il narcisista e il soddisfacimento delle sue aspettative. Questa posizione all'interno della gerarchia di potere influisce sulle interazioni e sulle relazioni tra i membri della famiglia. La comunicazione avviene solitamente non in modo diretto, ma attraverso il narcisista come istanza centrale di controllo. Ciò porta a una triangolazione, in cui le relazioni tra i membri della famiglia vengono mediate e manipulate dal narcisista. Ad esempio, egli può alimentare conflitti o mettere i membri della famiglia l'uno contro l'altro per consolidare la sua posizione di potere. Le rigide strutture di potere impediscono uno sviluppo sano di autonomia e individualità. I bisogni dei membri della famiglia vengono subordinati a quelli del narcisista. Un'uscita da questa gerarchia e dai modelli di ruolo ad essa associati viene spesso punita con la privazione dell'affetto o altre sanzioni. Per interrompere questo ciclo, è importante per le persone coinvolte comprendere i meccanismi di esercizio del potere e liberarsi gradualmente dalla dipendenza dal narcisista. Un primo passo può consistere nel riconoscere la propria posizione all'interno del sistema e riflettere sui comportamenti disfunzionali ad essa associati. Tra l'altro, costruire una rete di supporto al di fuori della famiglia può essere utile

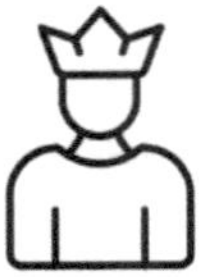

per apprendere nuovi modelli relazionali e rafforzare la propria auto-efficacia.

Utile sapere

Auto-efficacia

L'auto-efficacia, ovvero la fiducia nella propria capacità di raggiungere obiettivi e affrontare sfide, può essere fortemente compromessa nelle persone cresciute in famiglie con disturbi della personalità narcisistica. A causa della continua svalutazione e controllo da parte del narcisista, sviluppano spesso dubbi su se stessi e un basso senso di autostima.

Sistemi disfunzionali

Nelle famiglie con disturbo della personalità narcisistica si manifestano spesso sistemi disfunzionali, caratterizzati da regole rigide, aspettative non espresse e modelli comunicativi malsani. Questi sistemi servono spesso a soddisfare i bisogni del narcisista e a garantire la sua posizione di potere, mentre i bisogni degli altri membri della famiglia vengono trascurati.

Dinamiche di potere nei sistemi familiari narcisistici

Distribuzione del potere all'interno di una famiglia affetta da narcisismo.

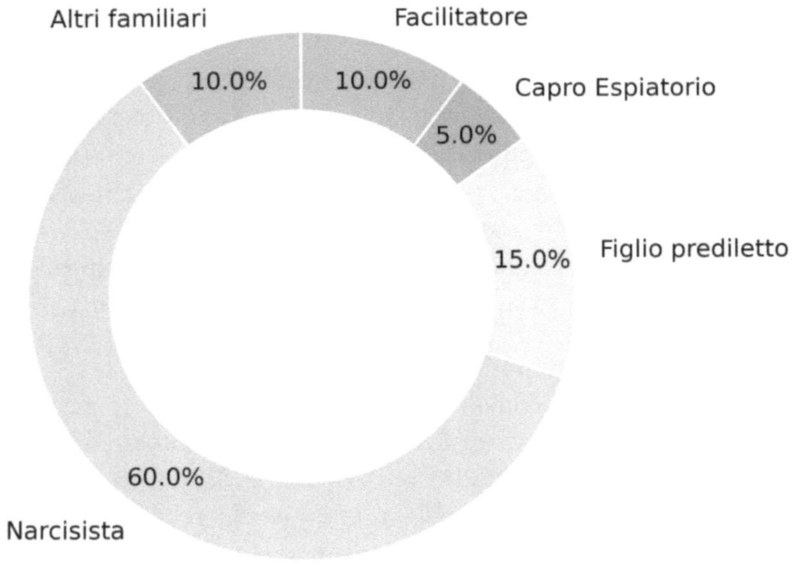

ALT: Altri familiari

CAP: Capro Espiatorio

FAC: Facilitatore

FIP: Figlio prediletto

NAR: Narcisista

Questo grafico visualizza il tipico squilibrio di potere nelle famiglie in cui è presente il disturbo narcisistico di personalità. Il narcisista detiene una quota di potere sproporzionatamente grande, spesso controllando risorse, narrazioni e risposte emotive. I membri della famiglia possono adottare ruoli di sopravvivenza (ad esempio, facilitatore, capro espiatorio, figlio prediletto) con un potere limitato, che influisce sul loro benessere individuale e sulla dinamica familiare nel suo complesso. Questa visualizzazione sottolinea la distribuzione diseguale del potere e del controllo, una caratteristica chiave di questi sistemi familiari.

Blocchi comunicativi

I blocchi comunicativi si sviluppano nelle famiglie con disturbi narcisistici della personalità a causa di rigidi modelli di ruolo e gerarchie di potere. La comunicazione all'interno del sistema è controllata e manipolata dal narcisista, portando a modelli di scambio indiretti e dysfunzionali. Non di rado, i membri della famiglia vengono messi l'uno contro l'altro dal narcisista, rendendo quasi impossibile una comunicazione aperta e onesta. Questa triangolazione serve a mantenere il potere del narcisista e impedisce una relazione autentica tra gli altri membri della famiglia. Un bambino che cresce con un genitore narcisista vive queste interruzioni comunicative in modo particolarmente intenso. Impara presto che i suoi bisogni e sentimenti non contano e che è responsabile del benessere emotivo del genitore. Il comportamento aggressivo da parte del genitore narcisista amplifica questa esperienza e porta a traumi e stress psicologici nel bambino. Per proteggersi da ulteriori dolori, il bambino può sviluppare una distanza emotiva dal genitore e ridurre al minimo la comunicazione. Comprendere i comportamenti narcisistici del genitore può aiutare il bambino a sviluppare strategie di coping e a superare gradualmente i blocchi comunicativi. Anche nelle relazioni con partner narcisisti si manifestano modelli comunicativi simili. Le eccessive pretese di trattamento speciale e la mancanza di empatia del narcisista portano a instabilità e conflitti. Un ciclo di idealizzazione e svalutazione caratterizza la relazione e complica una comunicazione costruttiva. Reazioni ipersensibili a presunti affronti e una costante sensazione di paranoia contribuiscono ulteriormente al disturbo comunicativo. Le persone coinvolte si sentono spesso incompresi e svalutati. Imparano a mettere da parte i propri bisogni e ad adattarsi alle aspettative del narcisista per evitare conflitti. Questo porta a una perdita di autostima e autonomia a lungo termine. Così, un partner potrebbe nascondere le spese eccessive del partner narcisista per evitare la sua rabbia e mantenere la pace familiare. Questo comportamento, noto anche come enabling, rafforza però i modelli narcisistici e impedisce un cambiamento della dinamica disfunzionale. Per uscire da questo ciclo, è essenziale comprendere i meccanismi della comunicazione narcisistica e impegnarsi attivamente per un cambiamento. Costruire una rete di supporto al di fuori della famiglia può aiutare le persone coinvolte a imparare nuovi modelli comunicativi e a rafforzare la propria autoefficacia.

Affrontare i propri comportamenti e sviluppare strategie di auto-cura sono ulteriori passi importanti verso una comunicazione più sana e relazioni soddisfacenti. La consapevolezza che le opinioni e i consigli degli esperti vengono spesso svalutati o ignorati dal narcisista può essere utile. Questo spiega perché i tentativi di indurre il narcisista a cambiare spesso falliscono. È quindi consigliabile concentrare l'attenzione sui propri bisogni e confini e liberarsi dalla dipendenza dal narcisista.

Utile sapere

Dysfunzionali

I modelli comunicativi disfunzionali nelle famiglie con membri narcisisti sono caratterizzati da messaggi indiretti, manipolativi e poco chiari. Questo tipo di comunicazione serve spesso all'esercizio del potere, all'evitamento della responsabilità e al mantenimento dei conflitti, piuttosto che alla ricerca di soluzioni costruttive o all'espressione di sentimenti autentici.

Ipersensibile

In relazione ai disturbi narcisistici della personalità, l'ipersensibilità si riferisce a reazioni eccessive a critiche o rifiuti. I narcisisti possono interpretare anche critiche minime come attacchi personali e reagire con rabbia, difesa o controattacchi. Questa ipersensibilità complica la comunicazione e la costruzione di relazioni sane.

Triangolazione

Nel contesto delle dinamiche familiari narcisistiche, la triangolazione descrive una strategia manipolativa in cui il narcisista coinvolge un terzo membro della famiglia nei conflitti per esercitare controllo e potere e indebolire le relazioni degli altri. Questo impedisce la comunicazione diretta e promuove dipendenze dal narcisista.

Blocchi comunicativi ed escalation del conflitto

Correlazione tra blocchi comunicativi e intensità del conflitto nelle famiglie colpite da disturbo narcisistico di personalità.

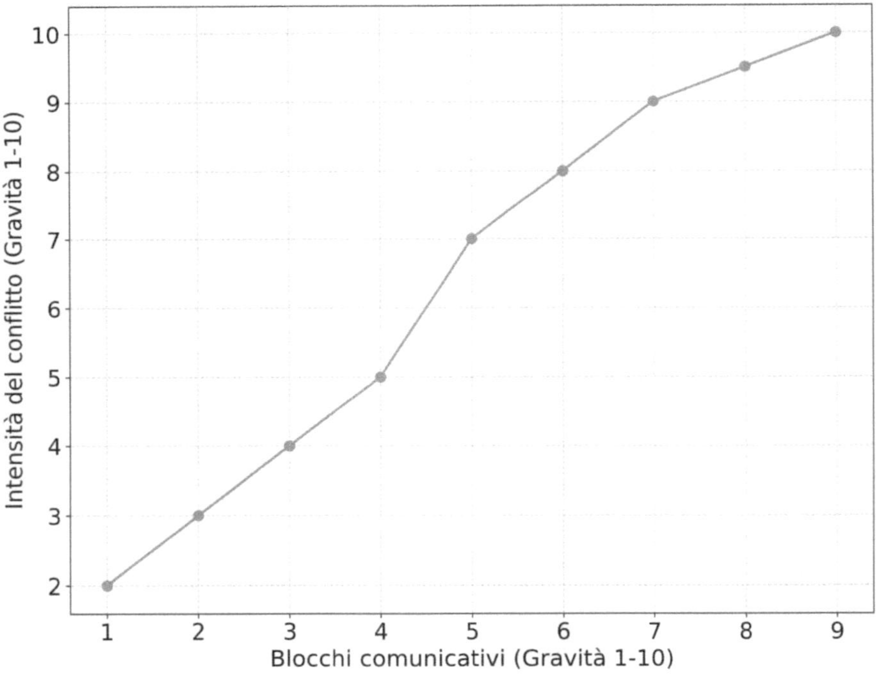

Il grafico mostra una forte correlazione positiva tra i blocchi comunicativi e l'intensità dei conflitti. Man mano che la comunicazione diventa più ristretta e disfunzionale, il conflitto si intensifica in modo significativo. Ciò suggerisce che una comunicazione aperta e onesta è fondamentale per mitigare i conflitti, in particolare nelle famiglie che affrontano le sfide del disturbo narcisistico di personalità. La ripidità della curva indica che anche piccoli aumenti dei blocchi comunicativi possono portare a un aumento sproporzionatamente grande dell'intensità del conflitto.

Consigli concreti

- Mettersi nei panni di ogni singolo membro della famiglia per comprendere meglio le loro motivazioni e bisogni.
- Sviluppare una propria “Costituzione Familiare” con regole chiare per una comunicazione rispettosa e la gestione dei conflitti.
- Interrompere il ciclo della triangolazione parlando direttamente con la persona coinvolta, invece di riferirsi al narcisista.
- Creare uno spazio personale di ritiro dove ricaricare le batterie e rafforzare la propria stabilità emotiva.
- Utilizzare forme di espressione creativa come la pittura, la scrittura o la musica per elaborare i propri sentimenti e esperienze.
- Identificare i propri schemi comportamentali malsani nel rapporto con il narcisista e sviluppare modalità alternative di azione.
- Esercitarsi a dire “no” senza sentirsi in colpa o dover giustificarsi.
- Sviluppare un forte senso di autostima che sia indipendente dal riconoscimento del narcisista.
- Cercare alleati all'interno o all'esterno della famiglia che possano supportarvi nel vostro percorso.
- Concentrarsi sul presente e sul futuro, piuttosto che rimanere ancorati al passato.
- Celebrare i propri piccoli successi e progressi verso una dinamica familiare più sana.
- Permettersi di ricevere aiuto professionale per comprendere e affrontare le dinamiche complesse.
- Coltivare relazioni positive e nutrienti al di fuori della famiglia.

Revisione - 2. Narcisismo nelle relazioni familiari

Il narcisismo nelle relazioni familiari presenta sfide immense per i soggetti coinvolti. La dinamica è caratterizzata da squilibri di potere, comunicazione manipolativa e schemi di ruolo rigidi, che possono compromettere il benessere emotivo di tutti i membri della famiglia. I bambini di genitori narcisisti crescono spesso in un ambiente in cui i loro bisogni vengono trascurati e le loro emozioni strumentalizzate. Ciò può portare a disturbi dell'attaccamento, difficoltà nella regolazione emotiva e una percezione distorta di sé. Anche i partner di narcisisti vivono frequentemente un ciclo di idealizzazione e svalutazione, che porta a dipendenza emotiva e perdita di autostima. Riconoscere questi schemi disfunzionali è il primo passo verso il cambiamento.

Per contrastare gli effetti negativi del narcisismo in famiglia, è importante sviluppare strategie di coping. Come figlio di un genitore narcisista, puoi imparare a riconoscere e accettare i tuoi bisogni e sentimenti. Tieni un diario per riflettere sulle tue emozioni e trovare modi sani per esprimerle. Cerca supporto da amici, familiari o un terapeuta. Costruire un'autostima stabile, che non dipenda dal riconoscimento esterno, è fondamentale. Concentrati sui tuoi punti di forza e accetta le tue debolezze. Come partner di un narcisista, è importante stabilire confini chiari e mantenere la propria autonomia. Impara a riconoscere i modelli comunicativi manipolativi e a distaccartene. L'aiuto professionale può aiutarti a comprendere la dinamica della relazione e ad apprendere nuovi comportamenti sani.

Le sfide nell'attuazione di queste strategie non devono essere sottovalutate. Affrontare comportamenti narcisisti può essere doloroso e suscitare resistenza. I ritorni a schemi passati sono normali e non dovrebbero scoraggiarti. Sii paziente con te stesso e cerca continuamente supporto. È particolarmente importante fissare obiettivi realistici. Un cambiamento completo del familiare narcisista è improbabile. Concentrati invece sul migliorare la tua situazione e proteggere il tuo benessere. Distaccarsi dalla dipendenza dal narcisista è un processo che richiede tempo ed energia. Può essere utile cercare supporto professionale per rafforzare le proprie risorse e acquisire nuove prospettive.

Affrontare il narcisismo nelle relazioni familiari è un compito complesso che richiede coraggio e perseveranza. Tuttavia, è possibile minimizzare gli effetti negativi e condurre una vita soddisfacente. Prendendo sul serio i tuoi bisogni e confini, imparando schemi comunicativi sani e cercando supporto, puoi superare la dinamica familiare disfunzionale e trovare maggiore stabilità emotiva e benessere. Non dimenticare: il tuo benessere è una priorità. Investi in te stesso e nel tuo futuro.

3. Abuso narcisistico

Come si riconosce quando l'affetto e l'ammirazione si trasformano in una dinamica distruttiva? In molte relazioni si sviluppano schemi comportamentali sottili che minano sistematicamente l'autostima del partner. Ciò che inizialmente appare come un'attenzione intensa può trasformarsi in un sistema sofisticato di controllo e manipolazione. I confini tra amore e esercizio di potere spesso si confondono in modo subdolo. In questo capitolo esaminiamo i meccanismi nascosti che le persone coinvolte riconoscono spesso solo quando il danno emotivo è già avvenuto.

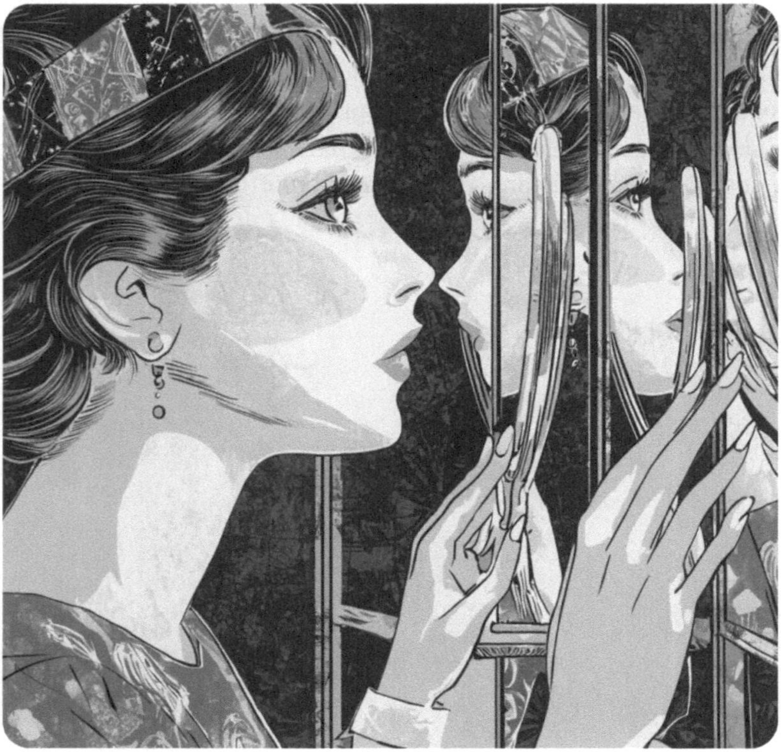

3. 1 Forme di abuso

Questo capitolo esplora le forme di abuso nel contesto delle relazioni narcisistiche e le loro conseguenze. La violenza psicologica, che va dalle sottili denigrazioni al disprezzo aperto, mira alla distruzione sistematica dell'autostima. L'isolamento sociale, una tecnica di manipolazione subdola, intensifica la dipendenza e rende difficile l'uscita dalla relazione tossica. Scopri di più sulla dinamica di questi modelli di abuso e le loro devastanti conseguenze.

Abuso narcisistico isola le vittime socialmente ed emotivamente, rendendole dipendenti e mantenendo l'abuso invisibile.

Violenza psicologica

La violenza psicologica è una caratteristica comune nelle relazioni con persone affette da disturbo narcisistico di personalità. Questa forma di violenza si manifesta in modo più sottile rispetto alla violenza fisica e spesso lascia cicatrici profonde e invisibili. Serve al controllo e alla manipolazione e mira a distruggere sistematicamente l'autostima della vittima. [s40] Le tattiche variano da pettegolezzi sottili e sminuimenti a disprezzo aperto e minacce. Le persone coinvolte subiscono critiche costanti, vengono manipolate – la loro percezione della realtà viene messa in discussione – e isolate dal loro ambiente sociale. Un partner, ad esempio, può vietare all'altro di incontrare determinati amici, controllare le finanze o monitorare la comunicazione. La dysregolazione emotiva del narcisista porta spesso a scoppi d'ira e scene drammatiche, che aggravano e intimidiscono ulteriormente la vittima. [s41] Queste esperienze possono portare a gravi problemi psicologici come disturbi d'ansia, depressione e disturbo da stress post-traumatico. La ricerca mostra un legame tra caratteristiche narcisistiche e violenza psicologica, specialmente sotto forma di violenza intima. [s42] I narcisisti vulnerabili, che nascondono una profonda insicurezza dietro una facciata grandiosa, mostrano una maggiore tendenza alla violenza psicologica rispetto ai narcisisti grandiosi. [s42] È interessante notare che gli studi dimostrano un legame tra narcisismo e violenza psicologica o cyber-violenza, ma non hanno trovato un legame significativo con la violenza fisica. [s42] Un possibile motivo è l'uso crescente di questionari di autovalutazione negli studi, che potrebbero distorcere i risultati. [s42]

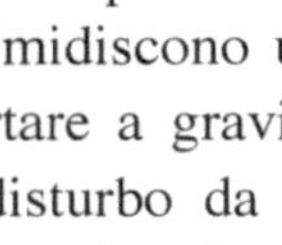

Inoltre, le esperienze infantili, come la trascuratezza emotiva e l'abuso, giocano un ruolo significativo nello sviluppo di tratti narcisistici. [s43] Queste esperienze infantili avverse (ACEs) possono intensificare lo sviluppo del narcisismo in famiglie disfunzionali, caratterizzate da povertà e conflitti. [s43] I genitori che lodano eccessivamente il proprio bambino e, allo stesso tempo, lo criticano aspramente, favoriscono lo sviluppo di un narcisismo grandioso, mentre l'abuso e la trascuratezza sono più associati al narcisismo vulnerabile. [s43] I deficit emotivi e le strategie di coping malsane risultanti possono portare a vari disturbi di personalità, incluso il disturbo narcisistico di personalità. [s43] Comprendere queste complesse interrelazioni è fondamentale per riconoscere la dinamica della violenza psicologica nelle relazioni con persone narcisistiche e per offrire un supporto adeguato alle vittime.

Utile sapere

Esperienze infantili avverse (ACEs)

Esperienze traumatiche durante l'infanzia, come abuso, trascuratezza o crescita in un ambiente familiare disfunzionale. Le ACE possono compromettere in modo duraturo lo sviluppo emotivo e psicologico di un bambino e aumentare il rischio di sviluppare disturbi di personalità, incluso il disturbo narcisistico di personalità, in età adulta.

Narcisisti vulnerabili

A differenza dei narcisisti grandiosi, che si presentano esternamente sicuri e dominanti, i narcisisti vulnerabili si caratterizzano per un'autostima fragile e una grande sensibilità alla critica. Tendono a manipolazioni sottili e ricatti emotivi per soddisfare i propri bisogni e ottenere conferme.

Violenza intima

Violenza esercitata all'interno di una relazione intima. Comprende varie forme di abuso, tra cui violenza psicologica, fisica e sessuale. Nel contesto del disturbo narcisistico di personalità, la violenza intima può essere utilizzata come mezzo di controllo e esercizio di potere per rendere la vittima emotivamente dipendente e isolata.

Forme di abuso emotivo (contesto del disturbo narcisistico della personalità)

Distribuzione delle tattiche di abuso emotivo.

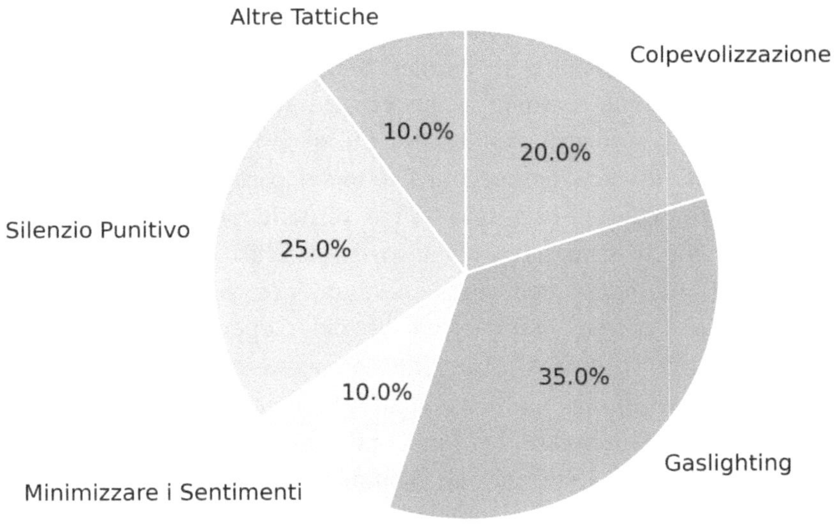

ALT: Altre Tattiche (ad esempio, sminuire, umiliare)

COL: Colpevolizzazione

GAS: Gaslighting

MIN: Minimizzare i Sentimenti

SIL: Silenzio Punitivo

Il grafico evidenzia la prevalenza del gaslighting come tattica primaria, suggerendo una manipolazione deliberata della percezione della realtà da parte della vittima. Mentre il silenzio punitivo e la colpevolizzazione rappresentano porzioni significative, la presenza di altre tattiche sottolinea la natura multiforme dell'abuso emotivo in questo contesto. La combinazione di queste tattiche può creare un ambiente profondamente dannoso e confuso per la vittima.

Isolamento sociale

L'isolamento sociale è una comune tecnica di manipolazione nelle relazioni con persone caratterizzate da narcisismo. La persona colpita viene gradualmente separata dal proprio ambiente abituale, il che aumenta la sua dipendenza dal partner e allo stesso tempo la indebolisce emotivamente. Questa isolamento può assumere diverse forme: la persona viene allontanata da amici e familiari, mentre il partner denigra le relazioni o provoca conflitti. Le attività comuni vengono ridotte, gli hobby messi in discussione o il contatto con i colleghi di lavoro sabotato. Così, la persona colpita diventa sempre più fissata sul partner come unica figura di riferimento. Questo non solo rende difficile percepire l'abuso, ma complica anche il successivo distacco dalla relazione. Ad esempio, se aumenta la pressione nell'ambiente familiare per porre fine alla relazione, la persona colpita manca del supporto necessario per compiere questo passo. L'isolamento aumenta inoltre la dipendenza emotiva e il senso di impotenza. [s44] La ricerca sottolinea che in particolare le donne più giovani sono maggiormente colpite da tali tentativi di isolamento e vengono quindi manipolate nelle relazioni. [s44] Inoltre, le blocchi emotivi, che si verificano sia nelle vittime di abuso narcisistico che nelle persone con disturbi della personalità, possono ulteriormente intensificare l'isolamento e rendere più difficile l'uscita. [s45] Il ritiro interiore e la difficoltà di esprimere emozioni impediscono di confidarsi con gli altri e di cercare aiuto. La combinazione di isolamento sociale e inibizione emotiva genera una spirale di dipendenza e amplifica l'impotenza della vittima.

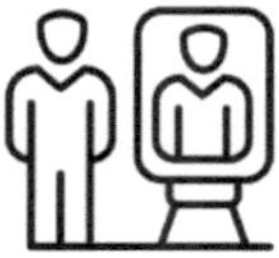

Utile sapere

Spirale di dipendenza

La spirale di dipendenza descrive il processo in cui la vittima diventa sempre più dipendente dal narcisista a causa delle sue manipolazioni. L'isolamento, la dipendenza emotiva e l'impotenza si rinforzano a vicenda, rendendo sempre più difficile per la vittima liberarsi dalla relazione.

Manipolazione

La manipolazione è una forma di abuso in cui il narcisista cerca di controllare il pensiero, le emozioni e le azioni della vittima per soddisfare i propri bisogni. Questo avviene spesso in modo sottile e subdolo, così che la vittima inizialmente non riconosce la manipolazione.

Tattiche di isolamento sociale

Frequenza delle tattiche di isolamento utilizzate dai narcisisti.

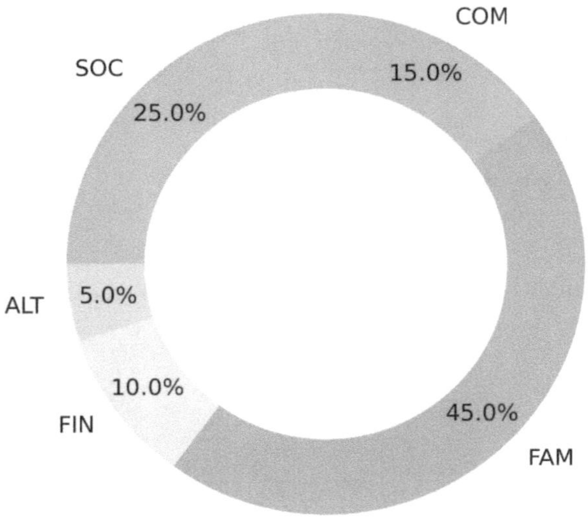

ALT: Altro (ad esempio, trasferimento, sabotaggio)

COM: Manipolazione della comunicazione (telefono, e-mail)

FAM: Controllo dell'accesso a familiari/amici

FIN: Creazione di dipendenza finanziaria

SOC: Limitazione degli impegni sociali

Controllare l'accesso ad amici e familiari rappresenta la porzione maggiore di tattiche impiegate, evidenziando l'attenzione del narcisista nel limitare i sistemi di supporto esterni. Limitare gli impegni sociali e manipolare la comunicazione contribuiscono ulteriormente all'isolamento della vittima, dimostrando uno schema di controllo e dominio. La dipendenza finanziaria rafforza questo isolamento limitando l'autonomia della vittima e le opzioni di fuga.

Consigli concreti

- Collegate le forme di abuso vissute a sensazioni corporee concrete per affinare la vostra percezione.
- Sviluppate un sistema di allerta precoce per la manipolazione narcisistica analizzando le vostre reazioni tipiche in situazioni abusive.
- Utilizzate le conoscenze sulle vostre vulnerabilità per rafforzare miratamente la vostra resilienza contro le tattiche manipolative.
- Fatevi la domanda: "Cosa consiglierei a un amico che si trova nella stessa situazione?" e seguite quel consiglio.
- Create un kit di emergenza con affermazioni positive, citazioni ispiratrici e foto di persone che vi danno forza.
- Visualizzate il vostro percorso fuori dalla relazione tossica e annotate i singoli passi.
- Trovate un oggetto simbolico che vi ricordi la vostra forza e il vostro valore e portatelo con voi.
- Sviluppate un mantra che vi aiuti a ritrovare la vostra calma interiore e forza nei momenti difficili.
- Definite i vostri confini personali e comunicate chiaramente e distintamente, anche se vi risulta difficile.
- Esercitatevi a calmare voi stessi e a regolare le vostre emozioni, ad esempio attraverso la respirazione consapevole o il rilassamento muscolare progressivo.
- Premiatevi per ogni passo che fate per uscire dalla dinamica tossica, indipendentemente da quanto piccolo sia.
- Ricordate sempre: non siete soli e ci sono persone che possono aiutarvi.

3. 2 Strategie del perpetratore

L'abuso narcisistico si basa su strategie mirate da parte del perpetratore, che sistematicamente disorientano e controllano la vittima. Il gaslighting, la manipolazione e la creazione di dipendenza sono solo alcuni dei meccanismi che portano a una distorsione della realtà e a una destabilizzazione emotiva. Queste tattiche attaccano l'autostima della vittima e rendono difficile la liberazione da una relazione tossica. Le conseguenze variano da dubbi su se stessi e perdita del giudizio a isolamento sociale e dipendenza finanziaria. Riconoscere queste strategie è il primo passo per riacquistare il controllo e l'autodeterminazione. Comprendere i meccanismi dell'abuso narcisistico e acquisire la forza per proteggersi.

La tattica manipolativa dei perpetratori di distorcere la realtà della vittima serve a creare dipendenza e mantenere la dinamica tossica.

Gaslighting Meccanismi

Il gaslighting mira a distorcere la percezione della realtà della vittima. L'autore manipola la vittima mettendo sistematicamente in discussione i suoi ricordi, pensieri e percezioni. [s46] Questo può avvenire negando eventi passati, ad esempio l'autore afferma di non aver mai detto o fatto qualcosa, anche se la vittima se lo ricorda chiaramente. Un'altra tattica è il ribaltamento dei fatti, in cui la colpa degli abusi viene attribuita alla vittima. L'autore sostiene che la vittima lo abbia provocato o sia responsabile dell'escalation. [s46] Questo continuo mettere in discussione la propria percezione porta la vittima a dubitare di sé stessa e a sentirsi insicura. Inizia a dubitare della propria mente e perde fiducia nella propria capacità di giudizio. Oltre a questi attacchi diretti alla percezione della vittima, possono essere utilizzate anche forme più sottili di manipolazione. Ad esempio, gli autori possono svalutare o banalizzare i sentimenti della vittima. Affermazioni come "Sei troppo sensibile" o "Stai esagerando" servono a delegittimare la reazione emotiva della vittima e a renderla ulteriormente insicura. [s47] Questo abuso emotivo può essere rafforzato anche attraverso l'isolamento. L'autore cerca di distruggere la rete sociale della vittima minando i suoi contatti con amici e familiari. [s47] L'isolamento crescente porta a una maggiore dipendenza dall'autore e rende più difficile per la vittima cercare aiuto o lasciare la relazione. La combinazione di manipolazione diretta della percezione e abuso emotivo sottile crea un clima di paura e insicurezza che rende difficile per la vittima valutare chiaramente la situazione e liberarsi dalla dinamica tossica. Per contrastare ciò, è utile tenere un diario in cui documentare le proprie percezioni ed esperienze. Questo può aiutare a rafforzare la propria realtà e a resistere alle tattiche manipolative dell'autore.

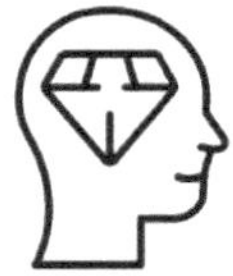

Utile sapere

Gaslighting

Una forma di manipolazione psicologica in cui la vittima viene sistematicamente resa insicura e portata a dubitare della propria percezione della realtà. L'autore nega eventi, distorce i fatti e attribuisce la colpa alla vittima per esercitare potere e controllo.

Isolamento

Una strategia dell'autore in cui la vittima viene tagliata fuori dal suo ambiente sociale. Minando i contatti con amici e familiari, la dipendenza dall'autore viene rafforzata e la ricerca di aiuto viene resa più difficile.

Manipolazione

L'influenza mirata del pensiero, del sentimento e dell'azione di una persona per raggiungere i propri obiettivi. Nel contesto delle strategie degli autori narcisisti, la manipolazione serve a controllare, rendere dipendente e sfruttare la vittima.

Tossico

Indica una relazione o dinamica caratterizzata da comportamenti negativi e dannosi. Nelle relazioni tossiche viene esercitata violenza emotiva o psicologica, che può portare a danni a lungo termine per la vittima.

Tattiche di Gaslighting

Frequenza delle tecniche di gaslighting

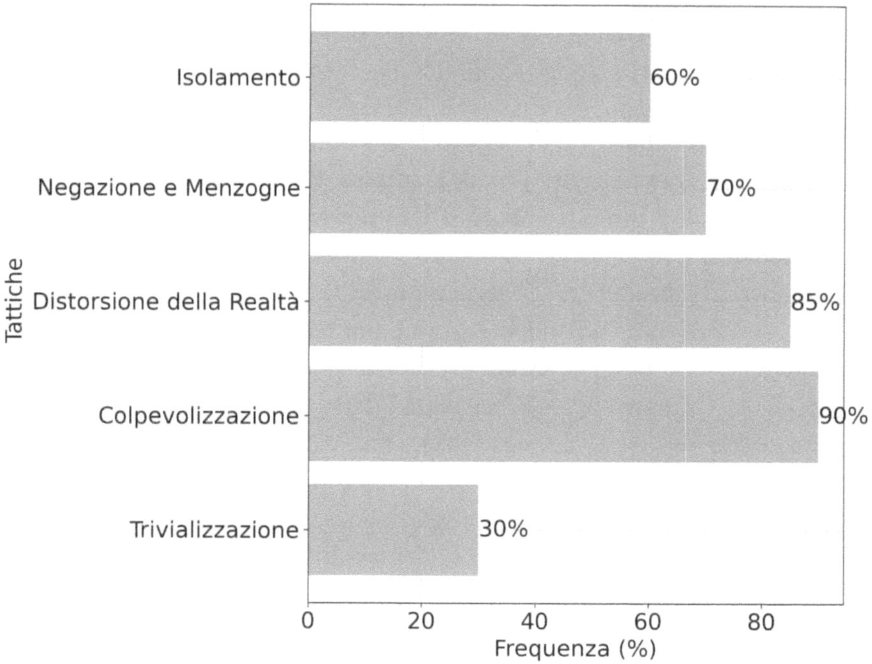

COL: Colpevolizzazione
ISO: Isolamento
MEN: Negazione e Menzogne
REA: Distorsione della Realtà
TRI: Trivializzazione

L'istogramma orizzontale visualizza la frequenza relativa di diverse tecniche di gaslighting. 'Negazione e Menzogne' e 'Distorsione della Realtà' sono le più utilizzate, mentre 'Colpevolizzazione' e 'Trivializzazione' sono anch'esse significativamente rappresentate. 'Isolamento' è usata comparativamente meno spesso, ma è comunque una tattica da prendere sul serio.

Creazione di dipendenza

La dipendenza nel contesto dell'abuso narcisistico non si sviluppa casualmente, ma viene intenzionalmente costruita dal perpetratore. Oltre a Gaslighting, isolamento e manipolazione, esistono ulteriori meccanismi che intensificano la dipendenza della vittima. Il perpetratore sfrutta i bisogni della vittima di riconoscimento e conferma, soddisfacendoli inizialmente in modo eccessivo e poi sottraendoli. Questa dinamica altalenante di lodi idealizzanti e critiche svalutanti genera un'oscillazione emotiva che priva la vittima di orientamento e la lega al perpetratore [s48]. Analogamente a una dipendenza, la vittima sviluppa un forte desiderio per i momenti positivi e cerca di ripristinarli adattandosi ai desideri del perpetratore. Il proprio valore personale diventa sempre più dipendente dal comportamento del perpetratore. L'autoregolazione della vittima, ovvero la capacità di gestire le proprie emozioni e bisogni, viene sabotata dalle costanti oscillazioni tra idealizzazione e svalutazione [s48]. La vittima perde fiducia nella propria percezione e capacità di giudizio, affidandosi sempre di più alla valutazione del perpetratore. Questa dinamica può manifestarsi anche nella dipendenza finanziaria, quando il perpetratore controlla o limita l'accesso della vittima alle risorse. In questo modo, l'autonomia della vittima viene sistematicamente minata e la dipendenza dal perpetratore consolidata. Un modo per contrastare questa dipendenza consiste nel concentrarsi sui propri bisogni e risorse e nel recuperare gradualmente il controllo sulla propria vita. Ciò può significare perseguire l'indipendenza finanziaria, ricostruire contatti sociali e cercare supporto professionale.

Utile sapere

Gaslighting

Una forma di manipolazione psicologica in cui il perpetratore cerca di far dubitare la vittima della propria percezione. Mette in discussione sottilmente la realtà della vittima, distorce i fatti e fa credere alla vittima di essere emotivamente instabile o pazza. Nel contesto delle strategie dei perpetratori narcisisti, il gaslighting serve a ottenere il controllo sulla vittima e a renderla dipendente.

Idealizzazione

Nella fase di idealizzazione, il perpetratore sommerge la vittima di attenzioni, complimenti e dichiarazioni d'amore. La vittima si sente speciale e apprezzata. Questa fase serve a legare emotivamente la vittima al perpetratore e a creare le basi per la successiva svalutazione.

Manipolazione

Le tattiche manipolative vengono utilizzate dai perpetratori narcisisti per controllare e influenzare la vittima. Queste includono ricatti emotivi, attribuzione di colpe, minacce e il mettere le persone l'una contro l'altra. Attraverso la manipolazione, il perpetratore cerca di perseguire i propri obiettivi a spese della vittima.

Creazione della dipendenza nel tempo

Visualizzazione dell'aumento della dipendenza della vittima da un narcisista nel tempo.

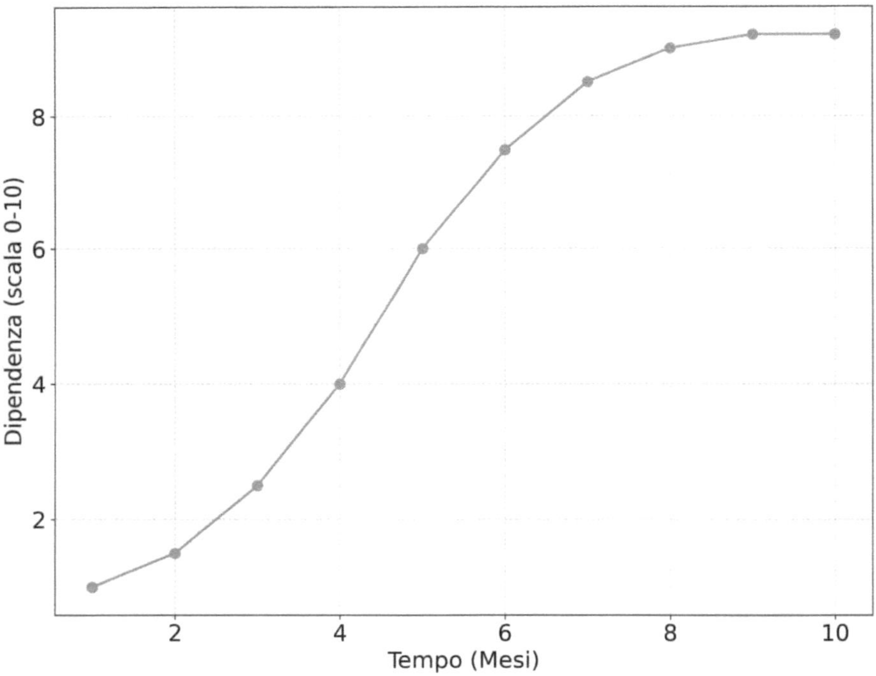

Il grafico mostra una chiara tendenza al rialzo nella dipendenza della vittima. Le fasi iniziali mostrano un aumento più lento, che probabilmente rappresenta la fase di manipolazione. La pendenza più ripida suggerisce un punto in cui il narcisista stringe il controllo e la rete di supporto della vittima si erode. L'altopiano può indicare il livello massimo di dipendenza della vittima o un punto in cui le tattiche del narcisista diventano meno efficaci a causa delle risorse esaurite della vittima.

Distorsione della realtà

La distorsione della realtà è un elemento centrale dell'abuso narcisistico e va oltre il gaslighting già descritto. Serve all'aggressore per stabilire la propria versione della realtà e per destabilizzare la vittima. Oltre alla negazione diretta degli eventi e al capovolgimento dei fatti, l'aggressore utilizza altri metodi sottili per minare la percezione della vittima. Ad esempio, può sminuire i sentimenti della vittima e convincerla di reagire in modo esagerato o irrazionale. Questa forma di invalidazione emotiva porta la vittima a dubitare della propria percezione e a fare sempre più affidamento sulla visione dell'aggressore [s49]. Un altro aspetto della distorsione della realtà è la cosiddetta difesa altruistica. In questo caso, l'aggressore giustifica il suo comportamento abusivo affermando di agire nel migliore interesse della vittima. Si presenta come premuroso e preoccupato, mentre esercita il controllo sulla vittima e ne limita l'autonomia [s50]. Questa apparente premura rende particolarmente difficile per la vittima riconoscere il comportamento manipolativo e difendersi. Il confronto costante con questa realtà distorta può portare la vittima a una dissonanza cognitiva, uno stato di stress psicologico che si verifica quando si devono elaborare informazioni contraddittorie. Per contrastare questo, è importante convalidare le proprie percezioni e sentimenti e cercare supporto esterno. Il confronto con persone fidate o consulenti professionisti può aiutare a rafforzare la propria realtà e a smascherare le tattiche manipolative dell'aggressore. In questo modo, la vittima può riacquistare fiducia nella propria capacità di giudizio e liberarsi dalla dinamica tossica. Attenersi a fatti oggettivi, ad esempio tenendo un diario, può anche contribuire a smascherare la distorsione manipolativa della realtà da parte dell'aggressore.

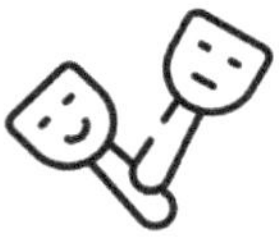

Tattiche di distorsione della realtà

Intensità, frequenza e impatto delle tattiche di distorsione della realtà.

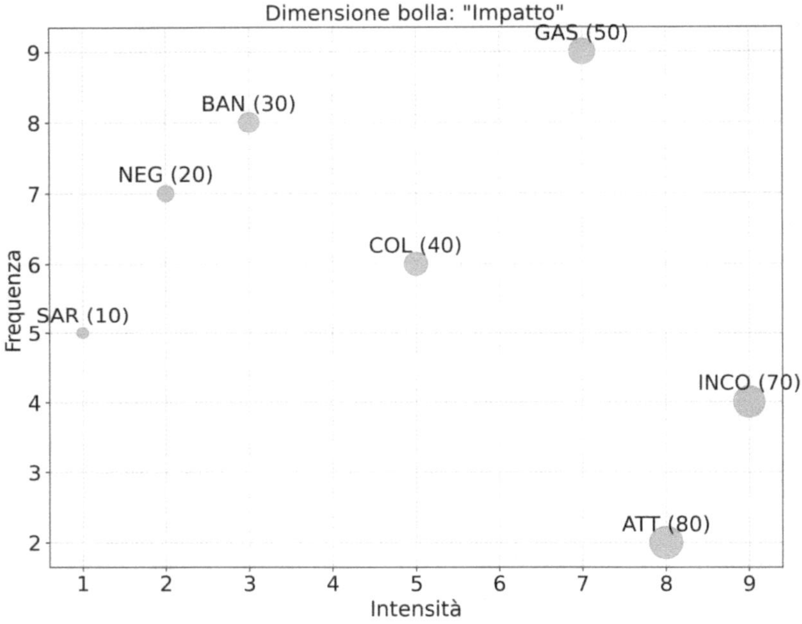

Blasengröße: Impatto

ATT: Attacchi di rabbia

BAN: Banalizzazione

COL: Senso di colpa

GAS: Gaslighting

INCO: Incolpare

NEG: Negazione

SAR: Sarcasmo

Il grafico a bolle rivela un gruppo di tattiche con alta frequenza e impatto moderato, suggerendo che queste sono comunemente usate per manipolare e controllare. Le tattiche ad alta intensità, anche se meno frequenti, dimostrano un impatto significativo, evidenziando il loro potenziale di causare danni emotivi sostanziali. I dati sottolineano la natura insidiosa di queste tattiche, con alcune frequentemente impiegate, che erodono sottilmente il senso della realtà della vittima, mentre altre sono usate con parsimonia ma con effetti devastanti.

Consigli concreti

- Documenta ogni comportamento manipolativo del colpevole in modo dettagliato, includendo data, ora e formulazione precisa.
- Sviluppa un sistema di segnali personale che ti aiuti a riconoscere precocemente situazioni manipolative, ad esempio una parola specifica o un gesto.
- Esercitati davanti allo specchio a dire "No" in modo sicuro e deciso, per reagire con maggiore sicurezza in situazioni reali.
- Crea un elenco dei tuoi valori e bisogni personali, per diventare consapevole delle tue priorità e proteggerle.
- Analizza i modelli comunicativi del colpevole e identifica i trigger tipici che portano a comportamenti manipolativi.
- Sviluppa una strategia per affrontare questi trigger, ad esempio terminare la conversazione o cambiare argomento.
- Immagina di indossare una copertura protettiva che respinge gli attacchi manipolativi, per isolarti emotivamente.
- Concentrati su informazioni fattuali durante le conversazioni con il colpevole e evita discussioni emotive.
- Esci dalla stanza o termina la telefonata non appena ti rendi conto di essere in una situazione manipolativa.
- Cerca un "ancora di realtà", una persona fidata con cui puoi condividere e verificare la tua percezione dopo una conversazione con il colpevole.
- Rammenta regolarmente i tuoi punti di forza e successi, per rafforzare la tua autostima e renderti indipendente dall'opinione del colpevole.
- Definisci i tuoi "no-go" nel rapporto con il colpevole e prendi conseguenze coerenti quando vengono superati.

3. 3 Cicli di abuso

Abuso narcisistico segue spesso schemi ricorrenti che catturano le vittime e consolidano una dinamica tossica. Questo capitolo esplora le diverse fasi di questi cicli di abuso – dall'iniziale idealizzazione alla svalutazione sistematica fino al rifiuto finale. Comprendere queste fasi è essenziale per decifrare i meccanismi dell'abuso narcisistico e valutare realisticamente la propria situazione. Continua a leggere per conoscere in dettaglio le singole fasi e trovare la via d'uscita dal ciclo.

> *L'idealizzazione iniziale nel ciclo di abuso narcisistico serve alla successiva manipolazione e complica l'elaborazione successiva dell'abuso, poiché il ricordo della relazione inizialmente 'perfetta' è in contrasto con le esperienze di abuso successive.*

Fase di idealizzazione

La fase di idealizzazione è il primo passo nel ciclo di abuso nella personalità narcisistica e serve a creare un legame intenso. In questa fase, il narcisista sommerge l'altro con attenzione, complimenti e regali. Rispecchia i desideri, i valori e i bisogni dell'altro per suggerire una connessione profonda. Questa apparente affinità genera nell'altro forti sentimenti positivi e un senso di unicità. Il narcisista si presenta come un partner, amico o collega ideale – affascinante, comprensivo e di supporto. Questo comportamento serve a guadagnare rapidamente la fiducia dell'altro e a creare dipendenza. L'intenso focus sull'altro può portare a trascurare i propri bisogni e segnali di avvertimento. La fase di idealizzazione può durare da poche settimane a diversi mesi e termina bruscamente non appena il narcisista raggiunge il suo obiettivo: il controllo sulla relazione. Ad esempio, un nuovo partner potrebbe essere sommerso di dichiarazioni d'amore e regali, solo per essere confrontato poco dopo con critiche e svalutazione. L'esperienza di idealizzazione può creare confusione in seguito, ad esempio in terapia, poiché il ricordo della "perfetta" relazione iniziale contrasta con le esperienze di abuso successive. Le "vere caratteristiche" del paziente che emergono in terapia possono portare a un deterioramento del rapporto con il terapeuta [s51]. La "grandiosa percezione di sé" del paziente può causare frequenti rotture nella relazione terapeutica se la vulnerabilità sottostante viene trascurata [s51].

Utile sapere

Idealizzazione

La fase di idealizzazione è la prima fase nel ciclo di abuso. Il narcisista costruisce un forte legame con la vittima attraverso dichiarazioni d'amore, regali e attenzione intensa. La vittima si sente speciale e amata. Questa fase serve al narcisista per ottenere il controllo sulla vittima.

Percezione grandiosa di sé

I narcisisti hanno una percezione esagerata della propria importanza e delle proprie capacità. Credono di essere speciali e unici e hanno un forte bisogno di ammirazione. Tuttavia, questa immagine di sé è fragile e sostenuta dalla svalutazione degli altri.

Svalutazione

Dopo la fase di idealizzazione inizia la svalutazione. Il narcisista critica, umilia e manipola la vittima per dimostrare il suo potere e rendere la vittima emotivamente dipendente. L'autostima della vittima viene sistematicamente distrutta.

Fase di idealizzazione - Ciclo di abuso narcisistico

Intensità dei comportamenti

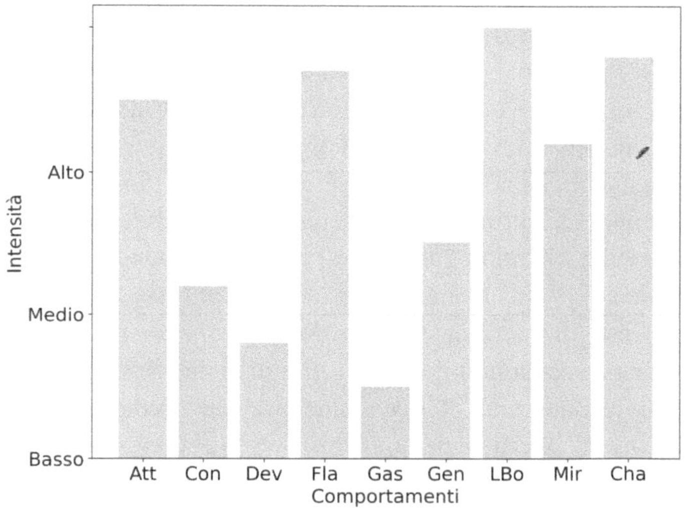

Att: Attenzione

Con: Controllo

Fla: Adulazione

Gen: Generosità

Mir: Rispecchiamento

Cha: Fascino

Dev: Svalutazione

Gas: Gaslighting

LBo: Bombardamento d'amore

Il grafico rappresenta visivamente l'intensità fluttuante di vari comportamenti durante la fase di idealizzazione di un ciclo di abuso narcisistico. Gli elevati livelli di fascino e bombardamento d'amore vengono utilizzati per creare rapidamente un forte legame e dipendenza. Sebbene possano essere presenti manifestazioni di generosità, spesso servono a manipolare e controllare ulteriormente. I livelli relativamente bassi di svalutazione e gaslighting indicano che queste tattiche sono in genere meno importanti durante la fase di idealizzazione iniziale, sebbene la loro presenza preannunci l'abuso a venire. Questa intensa idealizzazione crea un netto contrasto con le fasi successive di svalutazione e abbandono, rendendo più difficile per la vittima riconoscere i modelli di abuso.

Fase di svalutazione

Dopo la fase intensa di idealizzazione, nel ciclo di abuso narcisistico segue inevitabilmente la svalutazione. L'ammirazione e l'attenzione eccessive di prima si trasformano in critiche, disprezzo e freddezza emotiva. Il narcisista inizia a minare sistematicamente l'autostima dell'altro, utilizzando insulti sottili, accuse e manipolazioni. I complimenti e il riconoscimento diventano sempre più rari, mentre dominano le accuse e le svalutazioni. La vittima viene ritenuta responsabile dei minimi errori e costantemente ricordata delle sue presunte inadeguatezze. L'euforia iniziale lascia spazio all'insicurezza, ai dubbi su se stessi e a un crescente senso di inutilità. Questo comportamento manipolativo serve al narcisista per consolidare il controllo sulla relazione e stabilizzare la propria fragile autostima. La svalutazione può manifestarsi in diverse forme, da insulti aperti a pettegolezzi sottili e comportamenti passivo-aggressivi. Ad esempio, un gioiello precedentemente celebrato come un regalo affettuoso potrebbe ora essere criticato come segno di cattivo gusto o spreco. Così, la vittima diventa sempre più insicura e inizia a dubitare della propria percezione. La fase di svalutazione può estendersi per un lungo periodo e gravare emotivamente sulla vittima. La continua critica e il disprezzo portano a una perdita di fiducia in se stessi e di autostima. La vittima inizia a dare la colpa a se stessa per i problemi nella relazione e cerca disperatamente di riconquistare il narcisista adattandosi ai suoi desideri e richieste. Questo ciclo di svalutazione e tentativi di riconciliazione rafforza la dipendenza della vittima e consente al narcisista di espandere ulteriormente il suo controllo manipolativo. La svalutazione può influenzare anche altri ambiti della vita della vittima, come il lavoro, le amicizie e le relazioni familiari. L'isolamento crescente e la perdita di supporto sociale intensificano ulteriormente la dipendenza dal narcisista. La fase di svalutazione è un aspetto centrale del ciclo di abuso nella

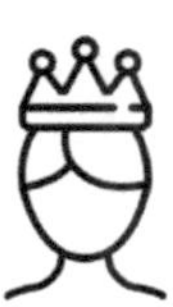

personalità narcisistica e può avere gravi conseguenze per la salute mentale della vittima.

Utile sapere

Manipolazione

L'influenza e lo sfruttamento mirati di una persona per raggiungere i propri obiettivi. Nel contesto di un ciclo di abuso, ciò può avvenire attraverso estorsione emotiva, accuse, bugie o distorsione dei fatti, per controllare e rendere dipendente la vittima.

Tattiche di svalutazione nei cicli di abuso narcisistico

Distribuzione delle tattiche di svalutazione utilizzate dagli abusatori narcisistici.

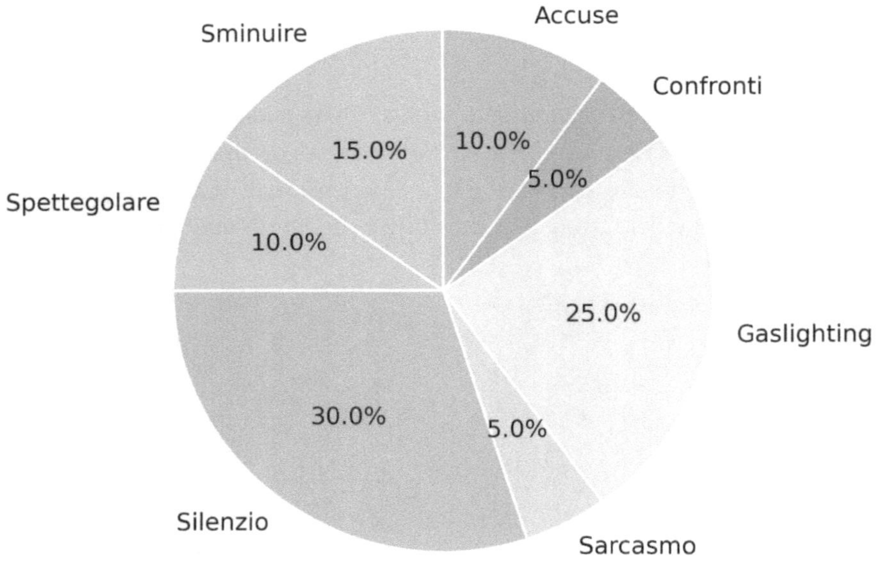

ACC: Accuse
CON: Confronti
GAS: Gaslighting
SAR: Sarcasmo
SIL: Silenzio
SMI: Sminuire
SPE: Spettegolare

Questo grafico evidenzia la vasta gamma di tattiche di svalutazione impiegate nei cicli di abuso narcisistico. Mentre il trattamento del silenzio sembra essere il più frequentemente utilizzato, è fondamentale riconoscere l'impatto significativo di altre tattiche come il gaslighting e le campagne diffamatorie. La prevalenza di banalizzazione e accuse sottolinea la tendenza dell'abusatore a scaricare la responsabilità e invalidare le esperienze della vittima. L'impatto combinato di queste tattiche crea un'atmosfera pervasiva di controllo e manipolazione emotiva.

Fase di scarto

Nella fase di scarto, l'ultimo atto nel ciclo dell'abuso narcisistico, il narcisista si libera definitivamente della sua vittima. La svalutazione precedente non è più interrotta da tentativi di riconciliazione, ma culmina in un rifiuto aperto e nell'ignoranza. Il narcisista può interrompere bruscamente il contatto, bandire la vittima dalla sua vita, senza spiegazioni o con motivazioni pretestuose. Questo rifiuto freddo rafforza i dubbi su se stessi già esistenti e il senso di inutilità nella vittima. Il narcisista può arrivare al punto di diffamare attivamente la vittima e incitare conoscenti comuni contro di essa. Un'interruzione improvvisa del contatto dopo una lunga e intensa comunicazione può essere un'indicazione di questa fase. La fase di scarto serve al narcisista per mantenere il controllo sulla situazione, anche se termina la relazione. La vittima rimane spesso con domande irrisolte e una profonda ferita emotiva. Questa fine brusca rende difficile elaborare l'esperienza, poiché non c'è spazio per una chiusura o un confronto. Lo scarto può anche essere più sottile, con il narcisista che si distanzia emotivamente dalla vittima e cerca contemporaneamente nuove "fonti" di approvvigionamento narcisistico. La vittima percepisce il crescente freddo e l'indifferenza, ma rimane intrappolata nella speranza di un miglioramento della relazione. In questo modo si rafforza la dipendenza e la perdita di controllo della vittima. [s52] [s53] Il narcisista beneficia di questa dinamica, poiché continua a soddisfare i suoi bisogni senza sentirsi responsabile. La fase di scarto non è sempre la fine definitiva della relazione. Il ciclo può ricominciare con una nuova fase di idealizzazione, in cui il narcisista riconquista la vittima, spesso con la promessa di essere cambiato. Questa nuova idealizzazione rafforza il legame e rende ancora più difficile per la vittima uscire dal ciclo di abuso. Comprendere questa dinamica è fondamentale per riconoscere le manipolazioni del narcisista e liberarsi dalla relazione tossica.

Fase di scarto - Ciclo di abuso

Stato emotivo della vittima durante la fase di scarto di un ciclo di abuso narcisistico.

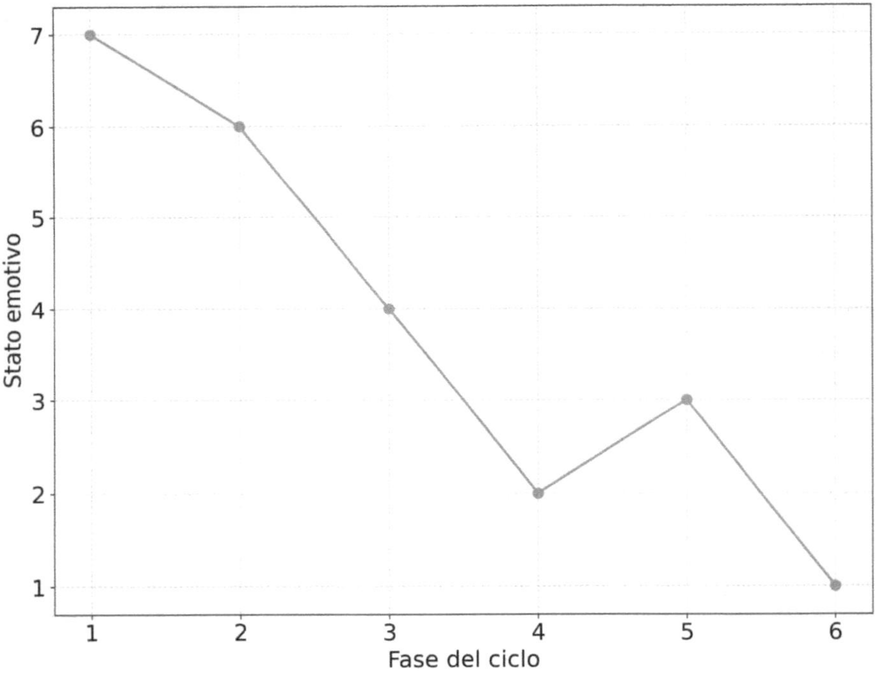

Il grafico mostra un forte calo del benessere emotivo della vittima con l'intensificarsi della svalutazione, che culmina nello scarto. Il leggero aumento successivo può indicare un iniziale sollievo o speranza, seguito rapidamente da un crollo più profondo nella disperazione e nella confusione quando la realtà della situazione si manifesta. Questo effetto 'montagne russe' evidenzia il trauma emotivo e l'instabilità vissuti durante questa fase.

Consigli concreti

- "Visualizza il ciclo di abuso come un carosello girevole, dal quale sei intrappolato.
- Progetta una strategia di uscita dal carosello, pensando a passi concreti per interrompere il ciclo.
- Immagina di saltare dal carosello e atterrare in sicurezza su un terreno solido.
- Sviluppa un cartello di stop interiore da alzare non appena riconosci i primi segnali di un nuovo ciclo di abuso.
- Raccogli prove dei modelli di abuso, ad esempio salvando e-mail o messaggi.
- Crea un elenco degli aspetti positivi della tua vita al di fuori della relazione tossica, per riallineare il tuo focus.
- Trova un "angelo custode", una

Revisione - 3. Abuso narcisistico

Abuso narcisistico lascia ferite profonde, spesso invisibili, ma che plasmano in modo duraturo la vita delle persone coinvolte. Le diverse tattiche, dalla manipolazione sottile della realtà alla svalutazione aperta e all'isolamento, mirano a distruggere la tua autostima e a renderti dipendente. Il ciclo di idealizzazione, svalutazione e rifiuto può intrappolarti in un vortice di speranza e disperazione. Riconosci la dinamica di questo abuso e comprendi che non sei solo e che ci sono vie d'uscita da questa situazione tossica.

Un primo passo importante è la validazione dei tuoi sentimenti e delle tue percezioni. Tieni un diario per documentare le tue esperienze e così proteggerti dalle distorsioni della realtà perpetrate dall'autore dell'abuso. Cerca di scambiare idee con persone fidate a cui puoi confidarti. La loro prospettiva esterna può aiutarti a vedere la situazione più chiaramente e a decifrare le tattiche manipolative. Un aiuto professionale, ad esempio attraverso una terapia, può offrirti il supporto necessario per ricostruire la tua autostima e sviluppare strategie di coping sane.

L'isolamento, che l'autore dell'abuso crea intenzionalmente, rende difficile cercare aiuto e lasciare la relazione. Pertanto, concentrati sul riattivare i tuoi contatti sociali e rafforzare la tua rete di supporto. Lavora per la tua indipendenza finanziaria, se questa è stata limitata dall'autore dell'abuso. Ogni passo verso l'autonomia è un passo fuori dalla dinamica tossica. Sii consapevole che il percorso per uscire dall'abuso può essere impegnativo e che possono esserci dei passi indietro. Non arrenderti e ricorda sempre le tue forze e risorse.

Il processo di guarigione dopo un abuso narcisistico richiede tempo e pazienza. Permettiti di elaborare le ferite subite e di cercare supporto professionale. Fai affidamento sulla tua capacità di superare la relazione tossica e di condurre una vita autodeterminata. Hai la forza di liberarti da questo ciclo e di costruire una vita soddisfacente, basata sui tuoi valori e bisogni. Il cammino può essere accidentato, ma alla fine ti attende una vita di libertà e rispetto per te stesso.

4. Dinamiche relazionali

Vi siete mai chiesti perché alcune persone ricadano ripetutamente in schemi relazionali distruttivi simili? La dinamica tra persone con tratti narcisistici e i loro partner segue spesso regole e schemi nascosti. Questi modelli comportamentali ricorrenti non influenzano solo le relazioni di coppia, ma anche quelle familiari e professionali. Mentre in superficie tutto sembra armonioso, sotto la superficie si sviluppano sottili lotte di potere e dipendenze emotive. In questo capitolo decifriamo i complessi meccanismi che mantengono in vita tali relazioni - e scopriamo perché siano così difficili da rompere.

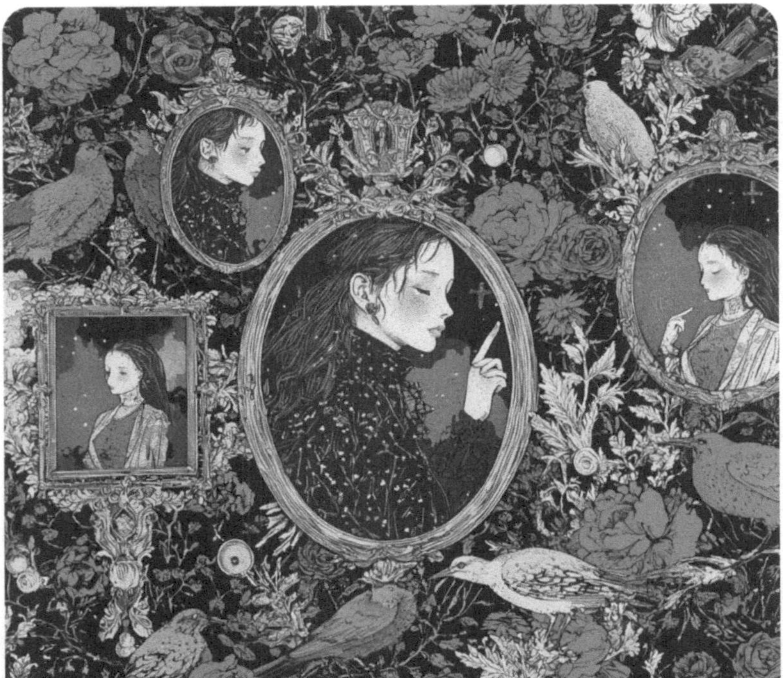

4. 1 Schemi di coppia

I modelli di partnership con persone caratterizzate da narcisismo comportano spesso dinamiche sottili ma distruttive. Controllo, squilibrio di potere e manipolazione emotiva caratterizzano la vita quotidiana della relazione e portano a conseguenze gravi per il partner non narcisista. Ciò si manifesta in autonomia limitata, perdita dell'autostima e stress psicologici come ansia e depressione. L'analisi di questi modelli aiuta a comprendere la propria situazione e a riconoscere i meccanismi tossici. Essa fornisce la base per i cambiamenti necessari. Continua a leggere per comprendere queste dinamiche in dettaglio e trovare modi per il cambiamento.

Il controllo nelle relazioni con partner caratterizzati da narcisismo serve all'esercizio del potere e all'aumento dell'autostima del narcisista a spese del partner, portando a un pericoloso squilibrio di potere.

Comportamento di controllo

Il comportamento di controllo si manifesta in vari modi nelle relazioni con partner di stampo narcisistico. Questo comportamento serve spesso a stabilizzare l'autostima del narcisista e a mantenere un senso di potere e superiorità. Il controllo può essere esercitato attraverso diverse strategie, come la dipendenza finanziaria, il monitoraggio della comunicazione e dei contatti sociali o la manipolazione delle decisioni comuni. Anche forme sottili di controllo, come il ricatto emotivo o la minimizzazione dei sentimenti del partner, possono essere estremamente gravose. La percezione di dominanz da parte del partner può scatenare nel narcisista affetti negativi e comportamento litigioso [s54]. Questo porta il partner a sentirsi limitato nelle sue possibilità di azione e a mettere da parte i propri bisogni e desideri. Il costante controllo e regolazione del partner serve al narcisista per modellare la relazione secondo le proprie idee e garantire la propria posizione. Le conseguenze per il partner possono essere gravi e vanno dal dubbio su se stessi e la perdita dell'autostima fino ad ansia e depressione. Se riconosci tali dinamiche nella tua relazione, è consigliabile cercare supporto professionale e sviluppare strategie per uscire da questa situazione. Anche stabilire confini e richiedere rispetto possono essere passi importanti per riconquistare la propria autonomia. [s54] Le difficoltà delle personalità narcisistiche nel rispettare i confini si manifestano non solo nelle relazioni di coppia, ma anche nel contesto terapeutico, dove possono ad esempio fare richieste inappropriate e complicare il trattamento attraverso idealizzazione o svalutazione. [s55]

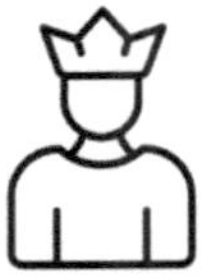

Utile sapere

Affetti negativi

Affetti negativi come rabbia, paura o vergogna possono manifestarsi in modo accentuato nelle persone narcisistiche, specialmente quando la loro dominanza o autostima sono minacciate. Questi scoppi emotivi possono servire a intimidire e controllare il partner.

Autonomia

La perdita dell'autonomia è un problema comune nelle relazioni con partner narcisistici. Attraverso meccanismi di controllo e manipolazioni, al partner viene tolta la possibilità di prendere decisioni proprie e sviluppare la propria individualità.

Comportamento litigioso

Il comportamento litigioso può essere un'espressione del bisogno di controllo e dominanza nella relazione. I partner narcisistici possono provocare o intensificare i conflitti per dimostrare la loro superiorità e sottomettere il partner.

Tattiche di controllo nelle relazioni narcisistiche

Tattiche di controllo comuni impiegate dai narcisisti.

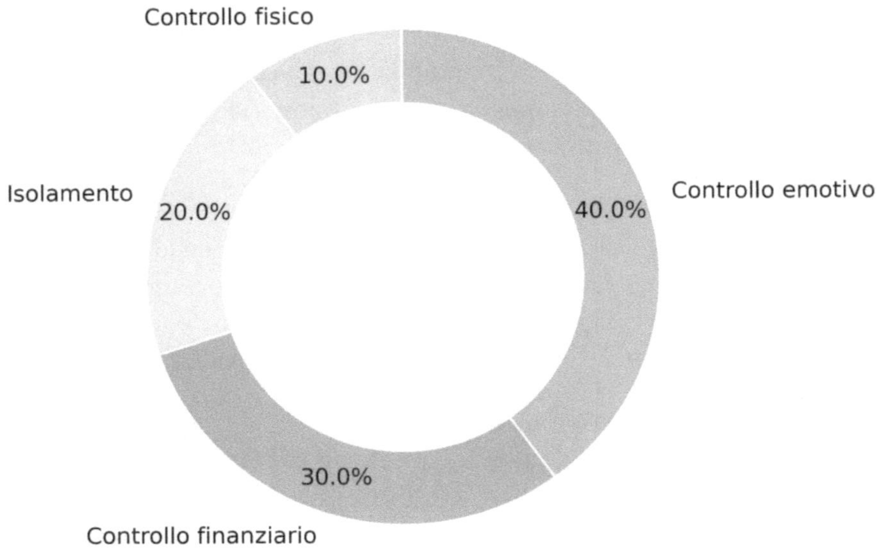

- CEM: Controllo emotivo
- CFI: Controllo finanziario
- ISO: Isolamento

Questo grafico evidenzia la diversa prevalenza delle diverse tattiche di controllo. Il controllo finanziario, spesso ottenuto limitando l'accesso alle risorse o richiedendo la dipendenza finanziaria, appare significativo. La manipolazione emotiva, che include gaslighting e sensi di colpa, rappresenta una parte sostanziale, sottolineando la natura insidiosa dell'abuso emotivo. L'isolamento dai sistemi di supporto, siano essi amici o familiari, indebolisce ulteriormente l'autonomia della vittima. Sebbene il controllo fisico sia meno frequente di altre forme, la sua presenza sottolinea il potenziale di escalation all'interno di queste relazioni. Comprendere queste dinamiche di controllo è fondamentale per riconoscere e affrontare l'abuso narcisistico.

Squilibrio di potere

Nelle relazioni con persone caratterizzate da narcisismo, spesso si creano rapporti di potere sbilanciati. Questo squilibrio non si manifesta sempre in aggressione aperta o violenza, ma spesso in modo più sottile. Un partner esercita controllo sull'altro, ad esempio regolando le finanze o limitando i contatti sociali. [s56] Lo squilibrio di potere può manifestarsi anche nella comunicazione, ad esempio attraverso critiche costanti, minimizzazione dei sentimenti del partner o ricatto emotivo. Questa dinamica porta il partner svantaggiato a trascurare sempre più i propri bisogni e desideri, perdendo la propria autonomia. Inizia a mettere in discussione la propria percezione e il proprio giudizio, il che diminuisce ulteriormente il suo senso di valore. Un esempio sarebbe un partner che mina sistematicamente l'indipendenza finanziaria dell'altro per renderlo dipendente e consolidare il proprio controllo. [s56] Questo modello comportamentale, noto anche come "Controllo Coercitivo", mira a stabilire dominanza attraverso intimidazione, isolamento e minacce di violenza implicite o esplicite. [s56] Così può accadere che il partner controllato si dia la colpa dei conflitti e non riconosca le manipolazioni del narcisista come tali. L'esperienza duratura di abuso di potere può portare a significative sofferenze psicologiche come ansia, depressione e una profonda perdita dell'autostima. È importante diventare consapevoli della propria situazione e cercare supporto.

Stabilire confini, rafforzare la propria autostima e, se necessario, porre fine alla relazione sono passi essenziali per uscire da questo squilibrio di potere. Anche le concezioni di potere nelle relazioni possono influenzare il comportamento. [s57] La ricerca mostra che gli uomini con convinzioni di potere più eque riportano meno frequentemente di parallelismo sessuale nelle loro relazioni. [s57] Questo sottolinea quanto sia importante riflettere sulle proprie concezioni di potere e partnership e lavorare per un rapporto di potere equilibrato.

Utile sapere

Squilibrio di potere

Uno squilibrio di potere in una relazione con un partner narcisista si verifica quando quest'ultimo cerca di ottenere il controllo sull'altro. Ciò può avvenire attraverso varie tattiche, come ad esempio la dipendenza finanziaria, l'isolamento sociale o la manipolazione emotiva. La vittima perde così la propria autonomia e il proprio valore.

Squilibrio di potere nella relazione

Distribuzione dello squilibrio di potere

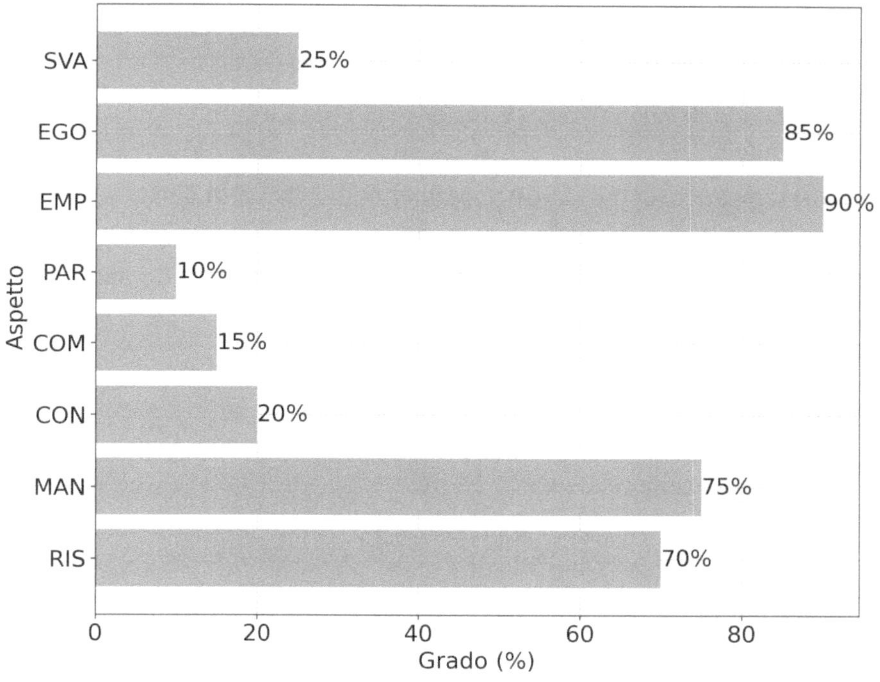

COM: Disponibilità al compromesso

EGO: Egocentrismo

MAN: Manipolazione

RIS: Rispetto

CON: Controllo

EMP: Empatia

PAR: Parità

SVA: Svalutazione

Il diagramma a barre orizzontali visualizza il tipico squilibrio di potere in una relazione con dinamiche narcisistiche. L'elevata presenza di controllo e manipolazione, nonché il basso valore di empatia e parità, evidenziano l'ineguale distribuzione del potere.

Consigli concreti

- "Analizzate i conflitti ricorrenti nella vostra relazione e annotate quale ruolo assumete ciascuno.
- Osservate il vostro linguaggio del corpo nelle interazioni con il vostro partner: vi irrigidite? Vi ritirate?
- Cercate di modificare consapevolmente la vostra reazione abituale in un tipico schema di conflitto e osservate gli effetti.
- Immaginate che la vostra relazione sia una danza: quali passi ripetete sempre?
- Sviluppate insieme al vostro partner nuovi "passi di danza", stabilendo nuove regole di comunicazione.
- Create un "dizionario dei sentimenti" comune per evitare malintesi nella comunicazione.
- Riflettete su quali schemi malsani portate nella vostra relazione dalla vostra famiglia d'origine.
- Scrivete una lettera al vostro partner in cui esprimete i vostri bisogni e desideri nella relazione.
- Sviluppate un rituale di apprezzamento, dando regolarmente feedback positivi l'uno all'altro.
- Trascorrete del tempo con coppie che vivono una dinamica relazionale ispir

4. 2 Gestione della relazione

La gestione delle relazioni in contesti caratterizzati dal narcisismo presenta sfide particolari. Stabilire confini, adottare strategie comunicative e affermare se stessi sono essenziali per proteggere il proprio benessere e promuovere interazioni sane. Tuttavia, affrontare la mancanza di empatia, le violazioni dei confini e i modelli comunicativi manipolativi può essere gravoso. Questo capitolo esplora le dinamiche di tali relazioni e mostra come mantenere i propri bisogni e al contempo evitare escalation. Si tratta di rafforzare se stessi e apprendere un approccio costruttivo alle difficoltà. Continua a leggere e scopri come puoi gestire attivamente le tue relazioni con persone narcisistiche e proteggere la tua salute emotiva.

Nelle relazioni con persone caratterizzate da narcisismo, il mantenimento dei propri confini e bisogni è la chiave per proteggere il proprio benessere.

Definizione dei limiti

Nelle relazioni con persone che presentano un disturbo narcisistico di personalità (NPS), la definizione dei limiti è essenziale per il proprio benessere. Le persone con NPS hanno spesso difficoltà a riconoscere e rispettare i limiti degli altri [s58]. Questo può manifestarsi in vari comportamenti, come ignorare le richieste, oltrepassare i limiti personali o tentare di controllare le vostre decisioni. Limiti chiari e applicati in modo coerente sono quindi necessari per proteggersi da stress emotivo e psicologico. Definire i limiti significa stabilire i propri bisogni e confini e comunicarli all'altro. Non si tratta di controllare l'altra persona, ma di proteggere se stessi. Un chiaro "No" a richieste inappropriate è un primo passo. Anche limitare il contatto, ad esempio rispondendo alle chiamate solo in determinati orari, può essere utile. È importante mantenere coerentemente i limiti stabiliti, anche se questo provoca resistenza. Questa coerenza nel vostro comportamento sottolinea la serietà della vostra definizione dei limiti e contribuisce a far sì che i vostri limiti siano rispettati a lungo termine. L'impronta genitoriale può, come dimostrano gli studi, avere un'influenza sullo sviluppo di tratti narcisistici [s59]. Un'eccessiva cura e sopravvalutazione da parte dei genitori possono contribuire a visioni di sé irrealistiche e a un senso di diritto. Questo può manifestarsi in età adulta in difficoltà nella definizione dei limiti. Comprendere questa dinamica può aiutarvi a inquadrare meglio il comportamento della persona con NPS, ma non cambia la necessità di proteggere i propri limiti. Una paziente, ad esempio, aveva difficoltà a mantenere adeguati limiti interpersonali nelle relazioni professionali, il che comprometteva la sua capacità di costruire relazioni rispettose con i fornitori di servizi medici [s58]. Questo esempio evidenzia quanto sia importante la capacità di definire i limiti per tutte le relazioni.

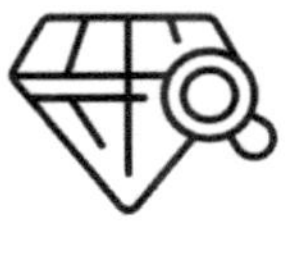

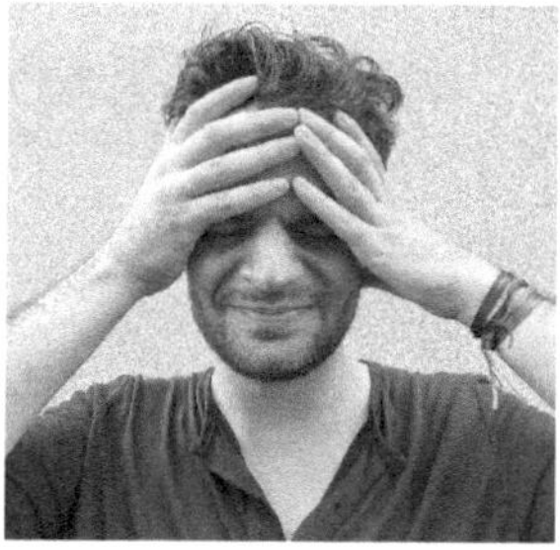

Carico emotivo [i4]

Utile sapere

Impronta genitoriale

L'educazione e il rapporto con i genitori giocano un ruolo importante nello sviluppo di tratti narcisistici di personalità. Ad esempio, un'eccessiva ammirazione o critica durante l'infanzia può portare a un'immagine di sé distorta e a difficoltà nelle relazioni interpersonali. Questo può influenzare la successiva tendenza a comportamenti narcisistici e compromettere la capacità di empatia e rispetto dei limiti.

Limiti interpersonali

La capacità di stabilire e rispettare limiti interpersonali sani è essenziale per ogni relazione. Le persone con NPS hanno spesso difficoltà a riconoscere e accettare i limiti degli altri. Tendono a oltrepassare i limiti degli altri per soddisfare i propri bisogni, il che può portare a conflitti e stress emotivo. Per il partner è importante comunicare chiaramente e difendere questi limiti.

Efficacia dei confini con individui narcisisti

Efficacia del confine e risposta narcisistica

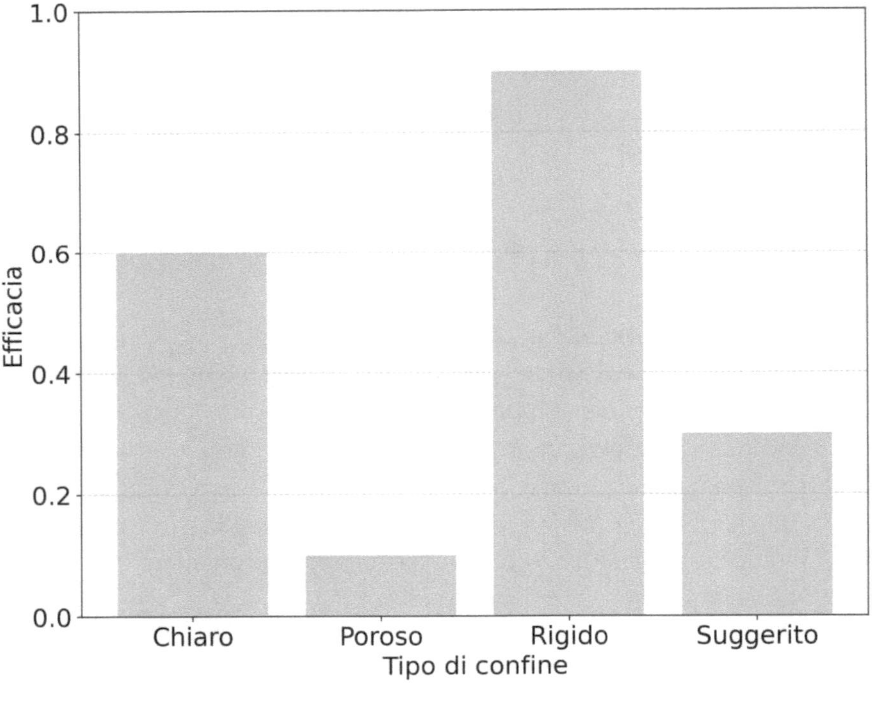

Chi: Chiaro

Por: Poroso

Rig: Rigido

Sug: Suggerito

Man mano che il confine diventa più fermo e applicato in modo più coerente, la sua efficacia generalmente aumenta, ma tende anche a provocare una reazione narcisistica più forte. Mentre i confini porosi offrono una protezione minima, i confini chiari e rigidi, sebbene più efficaci, possono portare a tattiche manipolative o al ritiro da parte del narcisista.

Strategie comunicative

Le strategie comunicative nelle relazioni con persone con tratti narcisistici richiedono adattamenti per interagire efficacemente e preservare i propri bisogni. Comprendere i modelli comunicativi tipici delle persone con NPS può aiutare a minimizzare i conflitti e facilitare la comunicazione. Le persone con tratti narcisistici tendono a dominare le conversazioni e a mettersi al centro dell'attenzione [s60]. Spesso usano la comunicazione per autocelebrarsi piuttosto che per un vero scambio. Invece di contraddire o criticare direttamente, il che spesso provoca comportamenti difensivi, si può cercare di riflettere l'affermazione della persona con NPS, riassumendo la sua prospettiva e segnalando comprensione [s61]. Questo può contribuire a ridurre l'escalation emotiva e a creare un'atmosfera di conversazione costruttiva. Allo stesso tempo, è importante stabilire chiaramente i propri limiti nella comunicazione. Se si nota che una conversazione diventa unilaterale o che i propri bisogni vengono ignorati, si può affrontare la questione con calma e obiettività. Formulate i vostri bisogni in modo chiaro e diretto, senza accusare o attaccare la persona con NPS. Concentratevi sui vostri sentimenti e limiti. Invece di dire, ad esempio: "Mi interrompi continuamente", si potrebbe formulare: "Mi sento non ascoltato quando vengo continuamente interrotto. Vorrei poter finire di parlare." Questo tipo di comunicazione protegge i propri bisogni senza attaccare direttamente la persona con NPS, aumentando la probabilità di un dialogo costruttivo. L'analisi del linguaggio delle persone con NPS mostra che spesso esprimono percezioni grandiose di sé e una mancanza di sensibilità emotiva [s62]. Riconoscendo questi modelli, si può comprendere meglio la comunicazione e reagire di conseguenza. Se, ad esempio, si nota che l'altra persona ignora i sentimenti degli altri, si può cercare di nominare esplicitamente questi sentimenti e portarli nella conversazione. Un tono di voce calmo e rispettoso, unito a dichiarazioni chiare sui propri

bisogni e limiti, contribuisce a migliorare la comunicazione nelle relazioni con persone con tratti narcisistici e a proteggere il proprio benessere. In situazioni controllate, le persone con NPS possono mostrare empathie, il che indica capacità cognitive di empatia intatte [s63]. In situazioni emotivamente cariche, tuttavia, spesso trovano difficile reagire con empatia. Questa conoscenza può aiutare a comprendere meglio le reazioni della persona con NPS e ad adattare di conseguenza la propria strategia comunicativa. In situazioni emotivamente tese, può essere utile, ad esempio, posticipare la comunicazione fino a quando gli animi non si sono calmati.

Utile sapere

Costruttivo

Un'atmosfera di conversazione 'costruttiva' è caratterizzata da rispetto, apertura e volontà di trovare soluzioni insieme. Nelle relazioni con persone narcisistiche, è importante creare un'atmosfera del genere per minimizzare i conflitti e facilitare la comunicazione. Questo può essere raggiunto attraverso l'ascolto attivo, la formulazione chiara dei propri bisogni e l'evitare accuse.

Riflettere

Nel contesto della comunicazione con persone narcisistiche, 'riflettere' significa ascoltare attivamente le affermazioni dell'interlocutore e riproporre la sua prospettiva con parole proprie. Questo segnala comprensione e può contribuire a de-escalare l'escalation emotiva, senza valutare o concordare con il contenuto dell'affermazione.

Strategie di comunicazione efficaci con i narcisisti

Distribuzione delle strategie di comunicazione di successo nell'interazione con individui che mostrano tratti narcisistici.

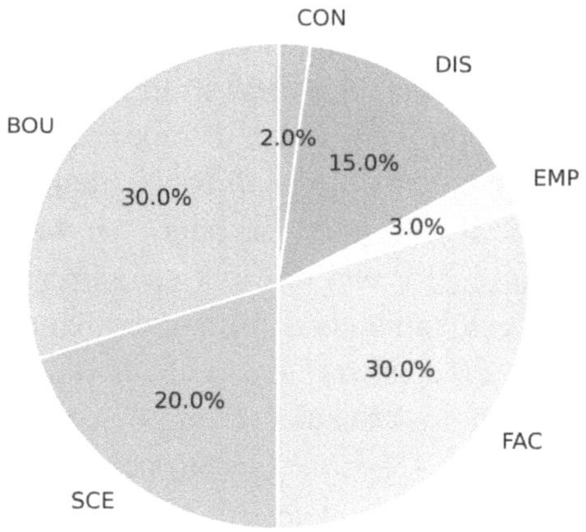

BOU: Stabilire dei limiti (Chiari e coerenti)	CON: Confronto diretto (Generalmente inefficace)
DIS: Disimpegno (Ritiro strategico)	EMP: Empatia e convalida (Applicazione limitata)
FAC: Comunicazione fattuale (Concentrarsi sull'oggettività)	SCE: Cura di sé (Dare priorità ai propri bisogni)

I dati evidenziano l'importanza di stabilire dei limiti e di concentrarsi sulla comunicazione fattuale quando si ha a che fare con individui narcisisti. Sebbene l'empatia e la convalida emotiva possano essere utili in molti contesti interpersonali, la loro efficacia è significativamente ridotta in queste situazioni. Dare priorità alla cura di sé e al disimpegno quando necessario emerge come cruciale per mantenere sani confini. La minima rappresentazione del confronto diretto sottolinea l'inefficacia e il potenziale di escalation associato a questo approccio.

Affermazione di sé

L'affermazione di sé nelle relazioni con persone caratterizzate da narcisismo richiede una comprensione dei propri bisogni e la capacità di comunicarli in modo chiaro e rispettoso. Si tratta di difendere se stessi senza attaccare o controllare l'altra persona. Un aspetto importante dell'affermazione di sé è la capacità di stabilire i propri confini e difenderli con fermezza. Ciò significa dire "no" quando non si desidera o non si può fare qualcosa e articolare i propri bisogni in modo chiaro e preciso. Invece di pensare di dover soddisfare i bisogni della persona narcisista, concentratevi su ciò di cui avete bisogno per sentirvi a vostro agio nella relazione. Cura di sé e una positiva autoconsapevolezza rafforzano la vostra autostima e vi aiutano a presentarvi con maggiore sicurezza [s64]. La resilienza, la capacità di riprendersi dalle battute d'arresto, gioca anch'essa un ruolo cruciale. Essa vi consente di affrontare i conflitti inevitabili nella relazione senza perdere la vostra autostima [s64]. Ad esempio, se vi rendete conto che una conversazione sta prendendo una direzione scomoda, potete lasciare la situazione o cambiare argomento. Un altro aspetto importante è non lasciarsi intimidire dai tentativi della persona narcisista di oltrepassare i vostri confini. Rimanete calmi e fermi e ripetete i vostri confini, se necessario. Il rispetto costante dei vostri confini comunica all'altra persona che parlate sul serio e contribuisce a un'interazione più rispettosa nel lungo termine. La tendenza delle persone con tratti narcisistici a utilizzare situazioni sociali per il proprio miglioramento del status [s65] può portare a tensioni. Qui è importante mantenere a mente i propri bisogni e priorità e non lasciarsi coinvolgere in giochi di potere. Concentratevi su una comunicazione autentica e evitate di entrare nella dinamica di superiorità e inferiorità. Comunicando chiaramente i vostri bisogni, proteggendo i vostri confini e prestando attenzione alla vostra salute emotiva, rafforzate la vostra affermazione di sé e create le basi per una gestione della relazione più

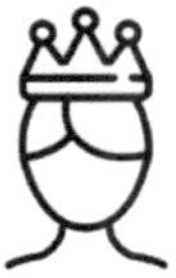

equilibrata. Un terapeuta può aiutarvi a rafforzare la vostra affermazione di sé, fornendovi un senso di comprensione e valore [s66]. Questo può essere particolarmente utile se, a causa della relazione con una persona narcisista, avete difficoltà a riconoscere e articolare i vostri bisogni.

Utile sapere

Affermazione di sé

La capacità di comunicare e rappresentare i propri bisogni e diritti in una relazione in modo chiaro e rispettoso, senza essere aggressivi o passivi. Nell'ambito di una relazione con una persona narcisista, l'affermazione di sé è essenziale per proteggere i propri confini e mantenere una sana autostima.

Autoconsapevolezza

La capacità di riconoscere e comprendere le proprie emozioni, pensieri e comportamenti. Una sana autoconsapevolezza è importante per riconoscere l'impatto del comportamento narcisista sul proprio benessere e rispondere in modo adeguato.

Autentico

Nel contesto di una relazione con persone narcisiste, essere autentici significa rimanere fedeli a se stessi ed esprimere i propri pensieri, sentimenti e bisogni, senza farsi influenzare o manipolare dalla persona narcisista.

Cura di sé

Misure attive adottate per proteggere e promuovere la propria salute fisica ed emotiva. In una relazione con una persona narcisista, la cura di sé può significare prendersi del tempo per sé, stabilire confini sani e cercare supporto da amici, familiari o un terapeuta.

Sviluppo dell'assertività in una relazione influenzata da DNP

Correlazione tra assertività e qualità della relazione nel tempo.

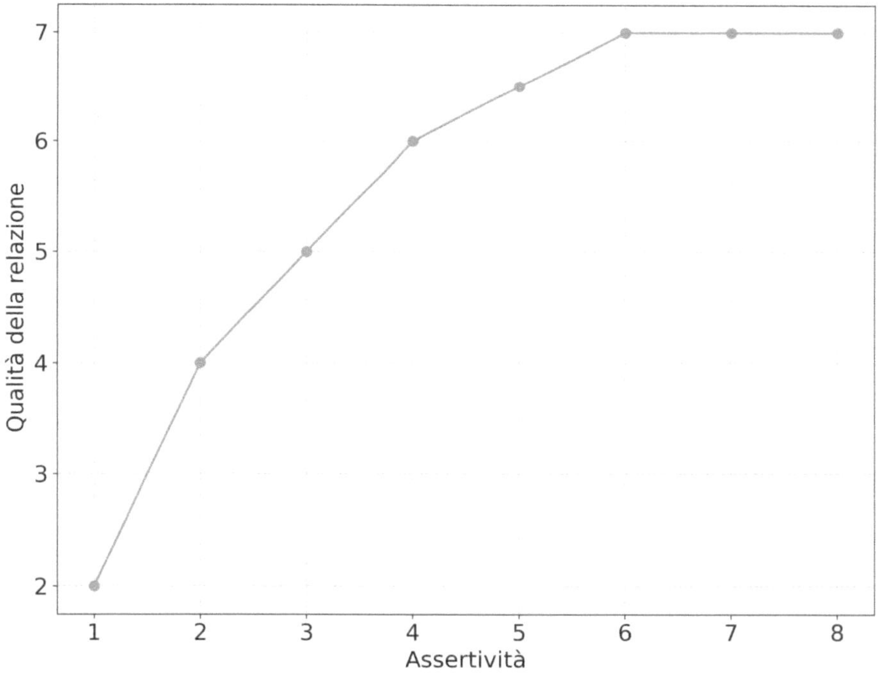

Il grafico illustra una correlazione positiva tra l'aumento dell'assertività e il miglioramento della qualità della relazione. Inizialmente, una bassa assertività corrisponde a una scarsa qualità della relazione. Man mano che l'assertività si sviluppa, anche la qualità della relazione migliora, suggerendo che stabilire dei limiti ed esprimere i propri bisogni contribuisce a una dinamica più sana. Tuttavia, la curva alla fine si stabilizza, indicando che l'assertività da sola potrebbe non risolvere completamente i problemi relazionali profondamente radicati legati al DNP.

Consigli concreti

- Cambia la tua prospettiva: considera la costruzione della relazione come un progetto comune, a cui entrambi i partner partecipano attivamente.
- Sviluppa una comprensione dei bisogni sottostanti dell'altro, anche quando il comportamento ti sembra incomprensibile.
- Assumiti la piena responsabilità delle tue emozioni e reazioni, invece di dare la colpa all'altro.
- Crea rituali di incontro che permettano uno spazio per uno scambio autentico e una vicinanza emotiva.
- Sperimenta diverse forme di comunicazione per scoprire quale tipo di interazione è più fruttuosa per entrambe le parti.
- Integra elementi umoristici nella costruzione della relazione per alleggerire l'atmosfera e ridurre le tensioni.
- Impara ad anticipare i bisogni dell'altro e a rispondere proattivamente, senza trascurare i tuoi bisogni.
- Sviluppa insieme strategie per la risoluzione dei conflitti, basate sul rispetto reciproco e sulla disponibilità al compromesso.
- Rifletti regolarmente sull'evoluzione della tua relazione e adatta le tue strategie alle dinamiche in cambiamento.
- Sii pronto a lasciare andare vecchi schemi e abitudini per permettere nuove modalità di costruzione della relazione.
- Celebra insieme i traguardi e i successi raggiunti nella costruzione della relazione, per rafforzare la dinamica positiva.
- Permettiti di mostrare vulnerabilità e di accettare la vicinanza emotiva, per approfondire il legame.

4. 3 Gestione dei conflitti

La gestione dei conflitti in relazioni con persone caratterizzate da narcisismo presenta sfide particolari. Riconoscere schemi relazionali tossici e affrontare meccanismi di difesa come la grandiosità o comportamenti manipolativi è essenziale per costruire una comunicazione costruttiva. L'impostazione dei confini e lo sviluppo di strategie di de-escalation giocano un ruolo cruciale. Questo paragrafo offre approcci concreti per un miglioramento nella gestione dei conflitti e promuove così la vostra competenza operativa in situazioni relazionali sfidanti.

Una chiara definizione dei confini e una comunicazione autentica, unite alla promozione della responsabilità personale, costituiscono il nucleo di una gestione costruttiva dei conflitti nelle relazioni con schemi di personalità narcisistica.

Tecniche di de-escalation

Le tecniche di de-escalation nel trattare con persone con disturbo narcisistico della personalità mirano a ridurre le situazioni di conflitto e a facilitare una comunicazione costruttiva. Un aspetto importante è l'istituzione di confini chiari e il rispetto costante di questi, come appuntamenti regolari e a tempo limitato, indipendentemente dalle crisi acute [s67]. Le violazioni dei confini non dovrebbero essere tollerate, tranne in casi di emergenza reale. Allo stesso tempo, è fondamentale una comunicazione aperta, autentica e non giudicante per costruire una relazione di fiducia [s67]. È importante comunicare chiaramente i propri sentimenti e bisogni, riconoscendo al contempo la prospettiva dell'altro, senza però assumersi la responsabilità per la risoluzione del problema. Invece, la persona coinvolta dovrebbe essere supportata nella risoluzione del problema e le dovrebbe essere assegnata la responsabilità principale per trovare una soluzione [s67]. In caso di crisi ricorrenti, lo sviluppo di un piano di gestione delle crisi flessibile può essere utile [s67]. La tecnica FRAMES offre un approccio basato su feedback, responsabilità, offerta di diverse strategie, empatia e promozione dell'autoefficacia [s68]. Ad esempio, possono essere insegnate diverse strategie per la gestione dello stress e sottolineata la responsabilità personale della persona coinvolta per la loro attuazione. La relazione terapeutica può essere influenzata dalla tendenza all'idealizzazione e alla svalutazione [s68]. Un approccio terapeutico strutturato e la minimizzazione dello 'splitting' – ovvero la pittura in bianco e nero di persone e situazioni – possono contribuire a contenere queste dinamiche e stabilizzare la relazione terapeutica [s68]. Il lavoro nel team di trattamento dovrebbe essere caratterizzato da una comunicazione aperta e dalla riflessione sul proprio ruolo nel processo terapeutico [s67]. Comprendere le paure sottostanti, come la paura dell'abbandono o la rabbia repressa, può aiutare a comprendere meglio i comportamenti spesso difficili e a rispondere in modo adeguato [s67].

Gli affetti positivi e la resilienza giocano un ruolo importante nel trattare i traumi e possono attenuare gli effetti negativi delle caratteristiche narcisistiche [s69]. Pertanto, la promozione della resilienza può essere una parte importante della terapia [s69].

Utile sapere

Splitting

Un meccanismo di difesa che si verifica frequentemente nelle persone con disturbo narcisistico della personalità. Le persone e le situazioni vengono classificate in categorie estremamente positive o negative, senza riconoscere le sfumature intermedie. Questo porta a relazioni instabili e complica la risoluzione dei conflitti.

Tecnica FRAMES

Un approccio motivante alla conversazione utilizzato nella terapia di persone con disturbo narcisistico della personalità per promuovere cambiamenti comportamentali senza pressione o confronto. I singoli componenti (feedback, responsabilità, offerta di strategie, menu, empatia, autovalutazione) mirano a rafforzare l'automotivazione e l'autogestione della persona coinvolta.

Tecniche di de-escalation

Metodi di comunicazione specifici che mirano a ridurre le tensioni emotive e i comportamenti aggressivi nelle persone con disturbo narcisistico della personalità e a promuovere un'interazione costruttiva. Sono particolarmente importanti nelle situazioni di conflitto per evitare escalation e consentire un confronto obiettivo.

Efficacia delle tecniche di de-escalation

Efficacia in PN narcisistico

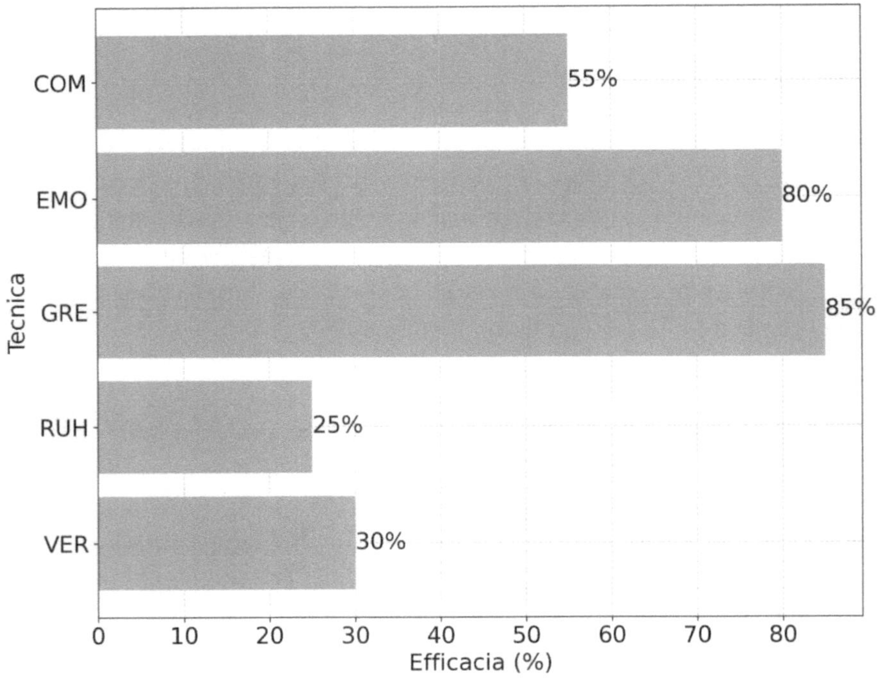

COM: Disponibilità al compromesso

EMO: Convalida emotiva

GRE: Fissare i limiti

RUH: Mantenere la calma

VER: Evitamento

L'efficacia delle tecniche varia notevolmente. 'Fissare i limiti' e 'Mantenere la calma' mostrano la più alta efficacia, mentre 'Disponibilità al compromesso' e 'Convalida emotiva' sono significativamente meno efficaci. 'Evitamento' si colloca a metà, suggerendo che questa strategia può essere utile a seconda della situazione.

Meccanismi di difesa

I meccanismi di difesa servono alle persone con disturbo narcisistico di personalità per stabilizzare la loro fragile autostima e proteggersi dalle offese. Questi meccanismi sono per lo più inconsci e si manifestano in vari comportamenti. Tra questi vi sono, ad esempio, la grandiosità, che si esprime in un'esagerata auto-rappresentazione e nel bisogno di ammirazione, nonché la svalutazione degli altri per valorizzare se stessi. Anche le fantasie di successo o potere illimitato possono servire come meccanismo di difesa per compensare il vuoto interiore. Un altro aspetto è la ipersensibilità alle critiche. Anche piccoli commenti che non corrispondono alla percezione idealizzata di sé possono essere considerati un attacco e portare a reazioni violente. Queste reazioni possono variare da scoppi d'ira a ritiro e silenzio. Il comportamento manipolativo, come sfruttare gli altri per i propri scopi o generare sensi di colpa, serve anche a proteggere l'autostima. Per contrastare questi meccanismi, è utile diventare consapevoli della propria vulnerabilità e sviluppare strategie alternative per la regolazione dell'autostima.

La resilienza, ovvero la capacità di affrontare situazioni difficili e uscirne rafforzati, può fungere da cuscinetto e attenuare l'influenza negativa delle caratteristiche narcisistiche sul benessere emotivo [s70]. Come dimostra uno studio, la resilienza media la relazione tra tratti narcisistici e stress, il che significa che una maggiore resilienza è associata a una minore esperienza di stress, anche in presenza di tendenze narcisistiche marcate [s70]. Ad esempio, l'apprendimento di tecniche di rilassamento o il rafforzamento delle reti sociali potrebbero aumentare la resilienza e facilitare la gestione delle critiche.

Meccanismi di Difesa Comuni nelle Relazioni Narcisistiche

Distribuzione dei meccanismi di difesa impiegati nelle relazioni narcisistiche.

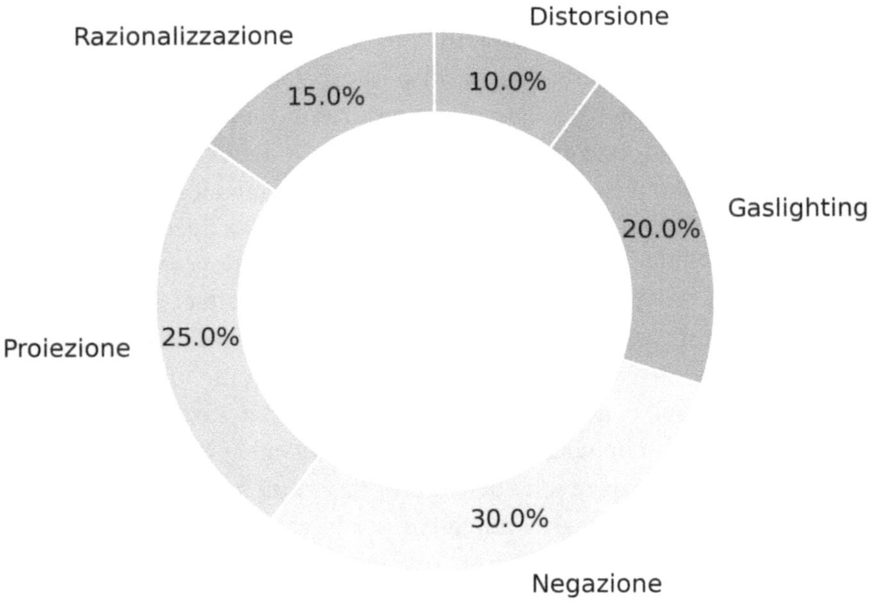

DIS: Distorsione
GAS: Gaslighting
NEG: Negazione
PRO: Proiezione
RAZ: Razionalizzazione

Questo grafico visualizza la prevalenza relativa di vari meccanismi di difesa comunemente usati nelle relazioni che coinvolgono il disturbo narcisistico di personalità. Mentre la Negazione appare più prominente, suggerendo una forte tendenza a rifiutare l'accettazione della realtà, la Proiezione e il Gaslighting sono anche significativamente rappresentati, indicando frequenti tattiche di spostamento della colpa e manipolazione. La presenza di Razionalizzazione e Distorsione sottolinea l'uso della giustificazione e l'evitare la responsabilità. Comprendere questa distribuzione può essere cruciale per riconoscere e navigare le complessità di tali relazioni.

Approcci risolutivi

Gli approcci risolutivi nel contesto dei disturbi narcisistici della personalità richiedono un approccio multilivello che consideri sia la dinamica delle relazioni interpersonali sia i bisogni individuali. Fondamentale per interagire con le persone colpite è il rispetto rigoroso dei propri confini. Ciò può avvenire, tra l'altro, attraverso regole chiaramente definite nella comunicazione, reazioni stabilite alle violazioni dei confini e il rispetto degli accordi temporali sia nel contesto professionale che privato. Ad esempio, si potrebbe concordare un intervallo di tempo fisso per le conversazioni e, in caso di superamento, terminare la conversazione in modo cortese ma deciso. Allo stesso tempo, è necessaria una comunicazione autentica e aperta, in cui i propri bisogni siano chiaramente articolati, senza negare la prospettiva dell'altro. La capacità di assumersi la responsabilità delle proprie emozioni, senza farsi carico di quelle dell'altro, è cruciale. Il supporto nella risoluzione dei problemi dovrebbe mirare a promuovere la selbstwirksamkeit della persona colpita, assegnandole la responsabilità per la ricerca di soluzioni, piuttosto che presentarle soluzioni già pronte. In un contesto terapeutico, è consigliabile una collaborazione interdisciplinare tra diversi professionisti, al fine di sviluppare un piano di trattamento completo e riflettere regolarmente sui progressi e le sfide. L'elaborazione congiunta di un piano di crisi può aiutare le persone colpite ad affrontare situazioni acute in modo strutturato e a rafforzare la loro selbstregulation. I medici dovrebbero essere consapevoli del proprio atteggiamento nei confronti dei disturbi della personalità e riconoscerli come malattie, per garantire un trattamento obiettivo e professionale. L'evitare una medicazione eccessiva, in particolare di sostanze potenzialmente addictive, contribuisce anche a una terapia sicura ed efficace. Inoltre, è consigliabile stabilire fin dall'inizio confini chiari

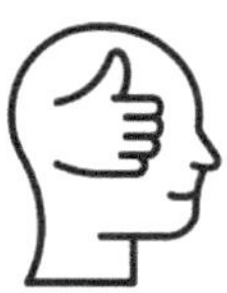

nella relazione terapeutica e opporsi in modo coerente ai tentativi di superarli.

Utile sapere

Interdisciplinare

Nel contesto della terapia dei disturbi narcisistici della personalità, la collaborazione interdisciplinare significa che diverse discipline come psichiatria, psicologia e, se necessario, lavoro sociale collaborano per garantire una comprensione completa del disturbo e un piano di trattamento individuale. Ciò può migliorare l'efficacia della terapia, poiché vengono integrate diverse prospettive ed esperienze.

Approcci di risoluzione dei conflitti con individui narcisisti

Efficacia, sforzo e sostenibilità degli approcci di risoluzione dei conflitti.

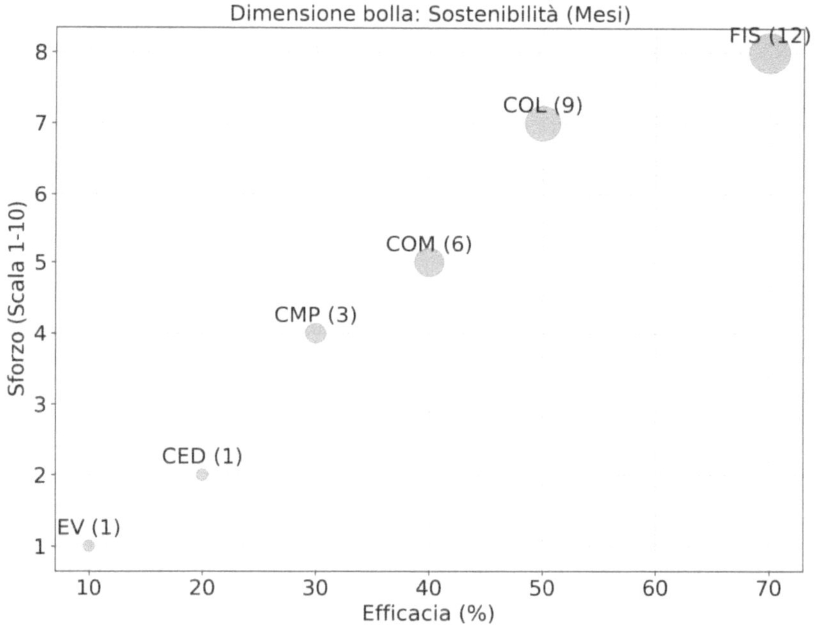

Blasengröße: Sostenibilità (Mesi)

CED: Cedere

CMP: Compromesso (limitato)

COL: Collaborazione (se possibile)

COM: Comunicazione empatica

EV: Evitamento

FIS: Fissare dei limiti

Il grafico rivela una complessa interazione tra sforzo, efficacia e sostenibilità. Mentre alcuni approcci a basso sforzo potrebbero offrire un sollievo temporaneo (ad esempio, cedere), mancano di sostenibilità a lungo termine e possono persino peggiorare la situazione. Al contrario, le strategie ad alto sforzo come stabilire dei limiti dimostrano una maggiore efficacia e sostenibilità a lungo termine, nonostante l'investimento iniziale. Gli approcci a sforzo moderato come la comunicazione empatica offrono un equilibrio, ma la loro efficacia dipende fortemente dalla volontà dell'individuo narcisista di impegnarsi.

Consigli concreti

- "Trasformate i conflitti in opportunità: chiedetevi, in caso di dispute, quali bisogni insoddisfatti si celano dietro le posizioni di entrambe le parti.
- Reagite alle accuse con domande anziché con difese: chiedete al vostro interlocutore: "Cosa intendi esattamente?" o "Di cosa hai bisogno da me in questo momento?".
- Sviluppate un "segnale di emergenza" comune per le situazioni di conflitto: un gesto o una parola d'ordine che segnali a entrambi: "Dobbiamo fermarci e respirare".
- Abbandonate fisicamente il luogo del conflitto quando le emozioni si intensificano: concordate di riprendere la conversazione non appena entrambi si saranno calmati.
- Annotate i vostri pensieri e sentimenti in un diario dei conflitti per riconoscere schemi e fattori scatenanti ricorrenti.
- Create insieme una "mappa dei conflitti": visualizzate i tipici sviluppi dei conflitti e segnate i punti in cui si verificano le escalation.
- Prima di un colloquio conflittuale, pensate a tre qualità positive del vostro interlocutore e richiamatele alla mente durante la conversazione.
- Esercitatevi nel judo emotivo: lasciate che l'energia dell'attacco si disperda, rispondendo in modo calmo e ser

Revisione - 4. Dinamiche relazionali

Le relazioni con personalità caratterizzate da narcisismo rappresentano spesso una sfida particolare. Le dinamiche sono complesse e possono portare a uno squilibrio nella distribuzione del potere. Comportamenti di controllo, manipolazione sottile e la difficoltà a rispettare i confini appesantiscono la relazione e possono causare dubbi su se stessi, ansia e depressione nel partner. Per contrastare queste spirali negative, è importante comprendere le dinamiche e sviluppare strategie che ti aiutino a proteggere la tua autonomia e il tuo benessere.

Un primo passo consiste nel diventare consapevoli dei vari meccanismi di controllo. Questi vanno dalla dipendenza finanziaria al monitoraggio della comunicazione, fino a forme sottili di ricatto emotivo. Riconoscere tali schemi nella tua relazione è fondamentale per stabilire confini chiari. Ciò richiede coraggio e coerenza, poiché le personalità narcisistiche spesso cercano di ignorare o minare questi confini. Inizia con piccoli passi, ad esempio rifiutando richieste inadeguate o limitando temporalmente il contatto. Più coerentemente comunichi e difendi i tuoi confini, maggiore sarà la probabilità che vengano rispettati a lungo termine. Tuttavia, sii consapevole che questo può portare a resistenza e tentativi di manipolazione intensificati. Preparati interiormente e cerca supporto da amici, familiari o consulenti professionali.

La comunicazione con una persona narcisistica richiede strategie particolari. Evita confronti diretti o critiche, poiché di solito portano a reazioni difensive. Invece, cerca di riflettere la prospettiva dell'altro, riassumendo le sue affermazioni e segnalando comprensione. Questo può aiutare a de-escalare l'emozione e creare una base di conversazione costruttiva. Allo stesso tempo, è importante formulare chiaramente e rispettosamente i tuoi bisogni. Concentrati sulle tue sensazioni e evita di incolpare. Parla, ad esempio, in termini di "messaggi io": "Mi sento poco rispettato quando..." invece di "Tu non mi rispetti". In situazioni emotivamente cariche, può essere utile rimandare la conversazione fino a quando gli animi si sono calmati.

Costruire resilienza e rafforzare la tua assertività è fondamentale per attenuare gli effetti negativi della dinamica relazionale. Investi nella tua cura di te stesso, coltiva i tuoi contatti sociali e cerca supporto professionale se ne hai bisogno. Un terapeuta può aiutarti a riconoscere i tuoi bisogni, rafforzare i tuoi confini e sviluppare strategie per la regolazione dell'autostima. Uscire da dinamiche relazionali malsane richiede tempo, pazienza e auto-riflessione. È un processo che comporta sfide, ma alla fine porta a maggiore autonomia, consapevolezza di sé e benessere. Concediti il permesso di dare priorità ai tuoi bisogni e di sostenere un ambiente relazionale più sano. Hai il potere di apportare cambiamenti positivi nella tua vita.

5. Processi di guarigione

Come si torna a se stessi dopo una relazione tossica? Il percorso per uscire dalle trappole di una persona narcisista è simile a un viaggio che richiede pazienza e coraggio. Mentre le ferite del passato guariscono, si sviluppano nuove prospettive e modelli di comportamento. Un accompagnamento professionale può aiutare a riscoprire risorse sepolte e a ridefinire i propri confini. In questo capitolo esamineremo i passi decisivi che portano dalla crisi a una vita autodeterminata.

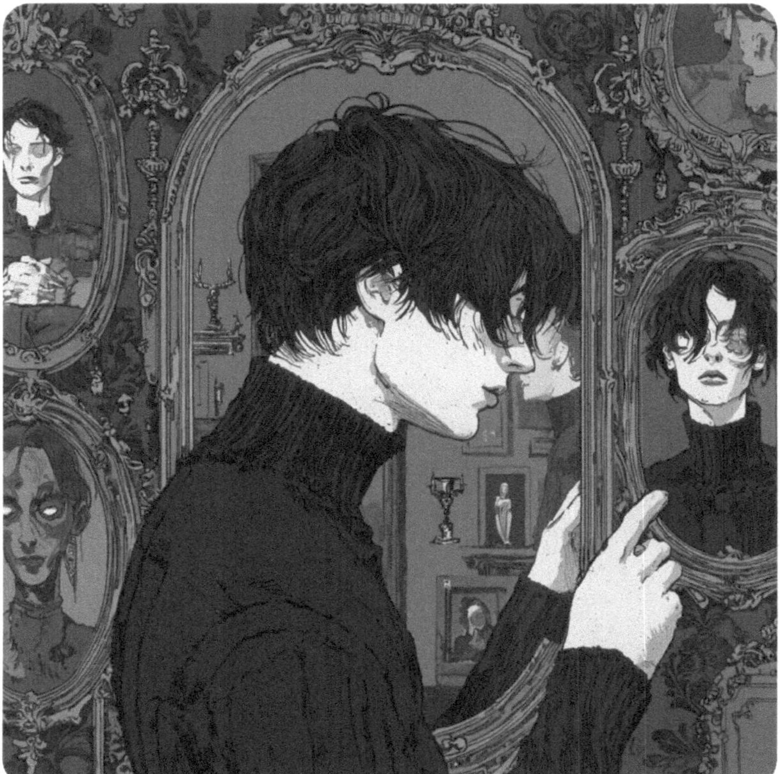

5. 1 Cura di sé

"La cura di sé nel processo di guarigione dopo un abuso narcisistico è essenziale per la stabilizzazione emotiva e la costruzione di un sano senso di autostima. Essa comprende la regolazione delle emozioni, l'attivazione delle risorse interiori e lo sviluppo di strategie di coping costruttive. In questo contesto, il superamento di schemi disfunzionali e la gestione delle minacce all'autostima rappresentano sfide centrali. L'affrontare le proprie emozioni, pensieri e comportamenti consente una comprensione più profonda dei propri bisogni e promuove la consapevolezza di sé. Un'immagine di sé stabile e la capacità di autoregolazione costituiscono la base per una vita appagante. Sc

La vera cura di sé nel processo di guarigione significa non sopprimere le emozioni, ma comprenderle, accettarle e regolarle in modo costruttivo, per trovare così un'autostima stabile.

Stabilizzazione emotiva

La stabilizzazione emotiva è un processo che comprende il riconoscimento, la comprensione e la regolazione delle emozioni. Ciò implica la capacità di identificare e nominare diversi stati emotivi, nonché di comprendere i pensieri, le sensazioni corporee e i comportamenti ad essi associati [s71]. Un passo importante consiste nel differenziare tra i vari "modi", come il modo bambino, il modo genitore e il modo adulto. Questi modi rappresentano diversi stati emotivi e strategie di coping. Lavorando con questi modi, è possibile riconoscere e regolare le emozioni disregolate. Analogamente alla terapia schematica, dove vengono utilizzate tecniche come il lavoro con le sedie, si tratta di integrare questi modi e sviluppare un dialogo interiore sano [s72] [s71]. Ad esempio, un passaggio dal modo bambino arrabbiato al modo adulto rassicurante può essere raggiunto attraverso tecniche di auto-soothing mirate. La capacità di regolare le emozioni è fondamentale per un'esperienza emotiva stabile. Ciò non significa sopprimere le emozioni, ma esprimerle e processarle in modo appropriato [s72]. La terapia artistica offre molteplici opportunità in questo contesto. Attraverso processi creativi, come la pittura, le emozioni possono essere esternalizzate e riflesse. Apprezzare le proprie opere artistiche promuove l'auto-accettazione e la compassione verso se stessi, contribuendo così alla stabilizzazione emotiva [s72]. La terapia artistica supporta l'integrazione di diverse parti della personalità e rafforza la funzione adulta sana, promuovendo il contatto con i propri sentimenti e bisogni [s72]. Allo stesso tempo, aiuta a migliorare la percezione di situazioni, conflitti e relazioni e a testare la realtà [s72]. In questo modo, si superano schemi distruttivi e si consente la soddisfazione dei bisogni fondamentali [s72]. Un ambiente stabile e sicuro è anch'esso importante per la stabilizzazione emotiva. Routine e orari coerenti aiutano a promuovere la coerenza emotiva e comportamentale [s73]. Ciò è particolarmente rilevante per i genitori, che devono fornire ai propri figli un ambiente stabile per supportare il loro sviluppo emotivo [s73]. Anche la relazione terapeutica offre un contesto sicuro in cui i bisogni possono essere espressi e validati [s71].

La validazione delle emozioni da parte di una figura di riferimento o di un terapeuta gioca un ruolo importante nel processo di stabilizzazione emotiva. Attraverso l'esperienza di comprensione e accettazione, le persone coinvolte imparano a accettare e regolare meglio le proprie emozioni. La stabilizzazione emotiva è un processo continuo che richiede pratica e pazienza. Si tratta di comprendere, accettare e gestire sempre meglio le proprie emozioni.

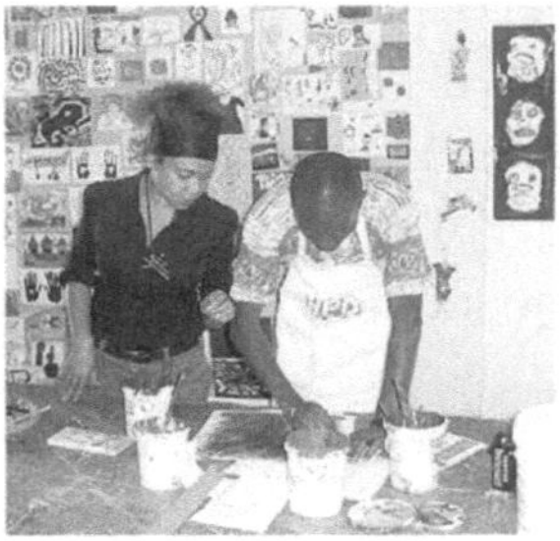

Arteterapia [i5]

Utile sapere

Emozioni disregolate

Nel contesto di una relazione narcisistica possono verificarsi emozioni disregolate, caratterizzate da sbalzi d'umore intensi, reazioni eccessive e difficoltà nel controllo delle emozioni. Queste possono derivare dalla dinamica tossica della relazione e dalla trascuratezza o abuso emotivo. Pratiche di auto-cura come la consapevolezza e le tecniche di auto-soothing possono aiutare a gestire queste emozioni e a recuperare la stabilità emotiva.

Terapia schematica

La terapia schematica è un approccio terapeutico che si concentra sull'identificazione e la modifica di schemi emotivi profondamente radicati che si sono sviluppati nell'infanzia e possono portare a problemi nell'età adulta. In relazione all'abuso narcisistico, la terapia schematica può aiutare a elaborare gli effetti di esperienze traumatiche e a rompere schemi relazionali malsani. Supporta lo sviluppo di strategie di coping e promuove l'auto-cura per costruire stabilità emotiva e un sano senso di autostima.

Progresso della stabilità emotiva

Illustra il tipico progresso della stabilità emotiva durante il recupero dall'abuso narcisistico.

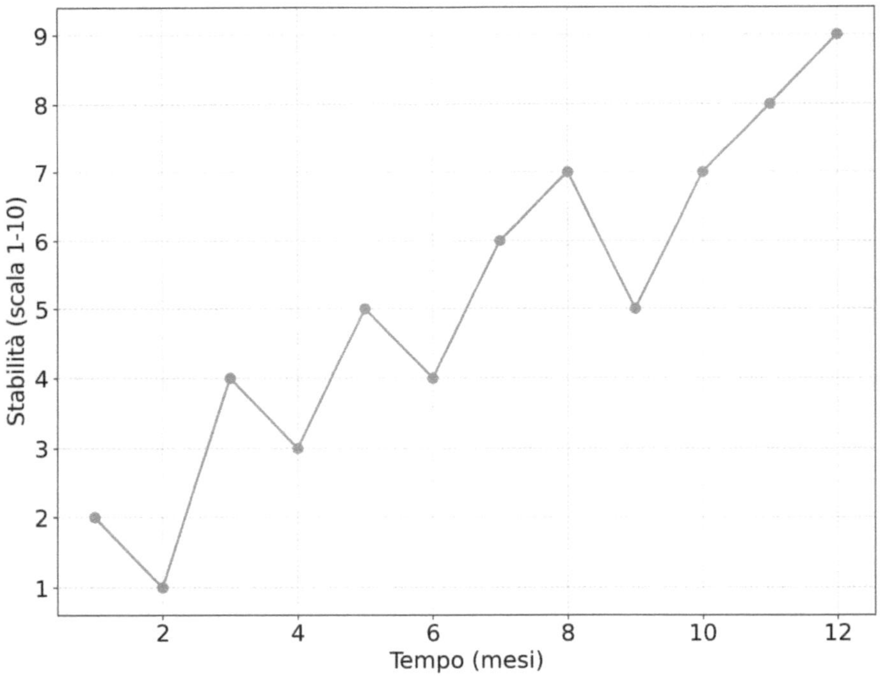

Il grafico mostra un periodo iniziale di intensa fluttuazione emotiva, seguito da un graduale aumento della stabilità. Mentre possono verificarsi battute d'arresto, la tendenza generale è verso una maggiore regolazione emotiva e resilienza. Ciò sottolinea l'importanza di pratiche costanti di cura di sé e supporto terapeutico.

Attivazione delle risorse

L'attivazione delle risorse nel contesto della cura di sé per il disturbo narcisistico della personalità mira a rafforzare la selbstwirksamkeit e a promuovere l'auto-regolazione. Per le persone con strutture di personalità poco integrate, l'accento è posto sulla formazione della percezione corporea e sul miglioramento della capacità di esprimere verbalmente emozioni e bisogni [s74]. La consapevolezza dei segnali corporei, come la tensione o il rilassamento, può fungere da punto di ancoraggio e rafforzare il legame con se stessi. Allo stesso tempo, nominare le emozioni consente una percezione più differenziata della propria vita interiore e facilita la comunicazione con gli altri. Per le strutture di personalità più integrate, l'accento si sposta sulla connessione tra esperienze emotive e vissuti positivi, al fine di migliorare l'auto-regolazione [s74]. I ricordi di successi o momenti di gioia possono essere utilizzati come risorsa per trovare stabilità in situazioni emotivamente sfidanti. Attraverso la consapevole focalizzazione su questi ancoraggi positivi, si può creare un equilibrio interiore e migliorare la regolazione emotiva. La relazione terapeutica offre uno spazio protetto per scoprire e attivare queste risorse. Il terapeuta supporta la persona nel riconoscere e utilizzare le proprie forze e capacità, al fine di promuovere la cura di sé e aumentare l'autoefficacia. Ad esempio, lavorare insieme per creare un elenco di risorse personali, come hobby, contatti sociali o abilità speciali, può contribuire a rafforzare la resilienza e aumentare l'autostima. Attraverso l'attivazione regolare di queste risorse, può emergere un circolo virtuoso che promuove la stabilità emotiva e il benessere generale.

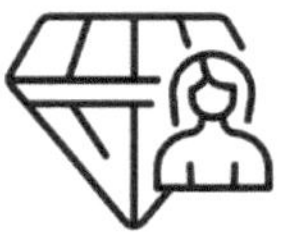

Utile sapere

Percezione corporea

La percezione corporea descrive la capacità di percepire e interpretare consapevolmente i segnali del proprio corpo. Per le persone con disturbo narcisistico della personalità, la formazione della percezione corporea può essere utile per riconoscere precocemente segni di stress o sovraccarico emotivo e reagire di conseguenza. Ciò può essere supportato da esercizi come yoga, meditazione o rilassamento muscolare progressivo.

Struttura di personalità integrata

Una struttura di personalità integrata si caratterizza per un'immagine di sé stabile, la capacità di auto-riflessione e un'autostima realistica. Al contrario, le persone con una struttura di personalità poco integrata hanno difficoltà a comprendere e regolare le proprie emozioni e bisogni, il che si manifesta spesso in un'autostima instabile e in una forte dipendenza dalla conferma esterna.

Attivazione delle risorse per la cura di sé

Accessibilità delle risorse per la cura di sé

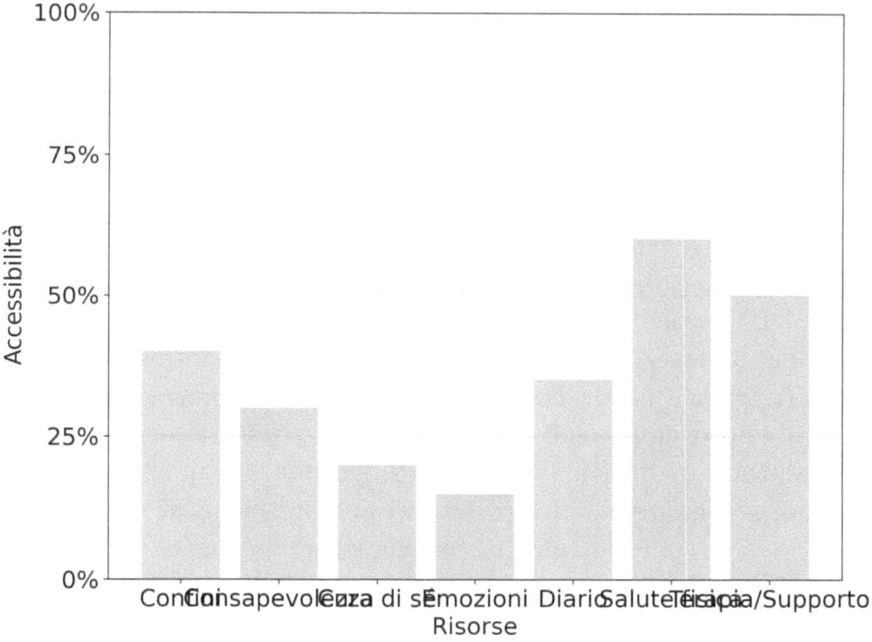

Con: Consapevolezza	Conf: Confini
Dia: Diario	Emo: Emozioni
Sal: Salute fisica	SeC: Cura di sé
Ter: Terapia/Supporto	

Questo grafico evidenzia i diversi livelli di accessibilità per le diverse risorse di auto-cura. Mentre alcune risorse come stabilire dei limiti e cercare una terapia mostrano un'accessibilità moderata, altre come la regolazione emotiva e l'auto-compassione rimangono significativamente difficili. Ciò suggerisce la necessità di sforzi mirati per migliorare l'accesso a queste risorse cruciali per le persone che lavorano per la cura di sé, specialmente nel contesto del disturbo narcisistico di personalità, dove queste capacità sono spesso sottosviluppate.

Rafforzamento dell'autostima

Il rafforzamento dell'autostima si basa su un'immagine di sé realistica e richiede strategie costruttive per affrontare le minacce all'autostima [s75]. Invece di porsi aspettative irrealistiche, si tratta di riconoscere e accettare allo stesso modo i propri punti di forza e di debolezza. Questo processo di autoaccettazione costituisce la base per un'autostima stabile, meno vulnerabile alle influenze esterne. È importante riconoscere i dialoghi interni negativi e l'eccessiva autocritica e sostituirli con pensieri positivi e di supporto. Ad esempio, la formulazione "Ho commesso un errore, ma posso imparare da esso" può essere più utile di "Sono un fallito". La regolazione dell'autostima, ovvero la capacità di gestire le fluttuazioni dell'autostima, viene migliorata attraverso il confronto con le proprie emozioni e modelli comportamentali [s75]. La terapia cognitivo-comportamentale (TCC) offre strumenti utili, come la ristrutturazione cognitiva, per identificare e modificare i modelli di pensiero negativi [s75]. Attraverso la riflessione consapevole dei propri pensieri e sentimenti, è possibile riconoscere i comportamenti malsani che minano l'autostima e sostituirli gradualmente con strategie di coping costruttive. La consapevolezza e la denominazione dei sentimenti – ad esempio, annotando le reazioni emotive in un diario – supportano questo processo e promuovono l'autopercezione. Il confronto con situazioni che provocano ansia nell'ambito dell'esposizione comportamentale, un'altra tecnica della TCC, può contribuire a raccogliere nuove esperienze positive e rafforzare l'autostima in modo duraturo [s75]. Ad esempio, la paura del rifiuto può essere gradualmente ridotta attraverso l'impegno attivo nei contatti sociali e la fiducia in se stessi nel relazionarsi con gli altri può essere rafforzata.

Aree di interesse per l'autostima e la cura di sé (contesto NPD)

Distribuzione delle aree di interesse per la costruzione di una vera autostima.

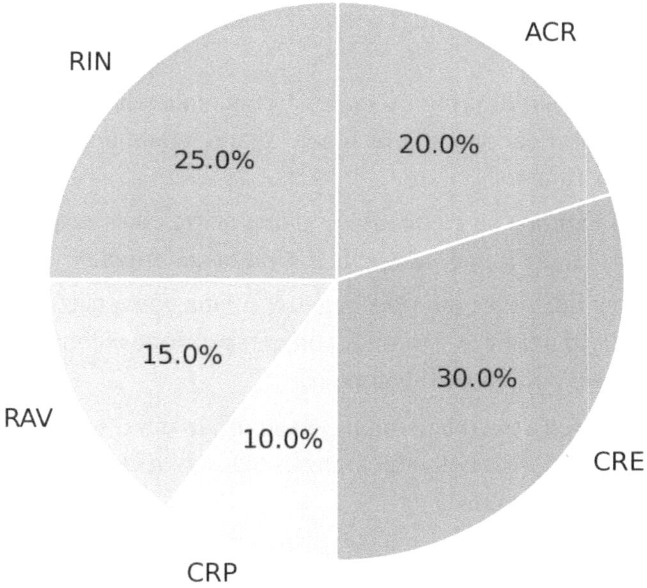

ACR: Autocompassione/Accettazione
CRE: Regolazione Emotiva
CRP: Crescita Personale
RAV: Realistca Autovalutazione
RIN: Relazioni Interpersonali

Questo grafico evidenzia l'importanza di affrontare vari aspetti dell'autostima e della cura di sé nel contesto del disturbo narcisistico di personalità. Una parte significativa si concentra sulla regolazione emotiva, sottolineando la necessità di sviluppare meccanismi di coping sani per il disagio emotivo. Lo sviluppo delle capacità interpersonali suggerisce la necessità di coltivare relazioni più sane basate sull'empatia e sul rispetto reciproco. L'autocompassione e l'accettazione rappresentano la base per un cambiamento duraturo, mentre l'autovalutazione realistica incoraggia una visione equilibrata dei punti di forza e di debolezza. Infine, la crescita personale si concentra sulla promozione di una vera autostima al di là della convalida esterna.

Consigli concreti

- Crea piccoli rituali di silenzio ogni giorno per percepire meglio la tua voce interiore.
- Collega la tua cura di te stesso con l'espressione creativa: scrivi poesie sui tuoi sentimenti o compone melodie che riflettono il tuo stato d'animo.
- Sviluppa un "kit di pronto soccorso" personale per le emergenze emotive: inserisci oggetti che ti confortano, come un libro preferito o un olio profumato.
- Vai nella natura e cerca un albero o una pietra che simboleggi la tua resilienza. Toccalo regolarmente e senti la sua forza.
- Trasforma i dialoghi interiori negativi in una conversazione con il tuo bambino interiore: rispondi con compassione e comprensione, come faresti con un vero bambino.
- Immagina nella tua mente un luogo sicuro in cui ti senti protetto. Visita questo luogo nella tua fantasia ogni volta che hai bisogno di conforto e protezione.
- Sviluppa un simbolo personale per la tua guarigione, ad esempio una pietra preziosa o un dipinto fatto da te. Portalo con te e ricorda la tua forza.
- Muoviti in modo intuitivo al ritmo della musica che esprime le tue emozioni. Lascia che il tuo corpo liberi i sentimenti.
- Scrivi una lettera d'amore a te stesso, in cui riconosci tutte le tue qualità positive e i tuoi punti di forza.
- Trascorri del tempo con gli animali. Il loro affetto imparziale può essere confortante e curativo.
- Raccogli citazioni ispiratrici o affermazioni e distribuiscile nella tua casa per ricordarti quotidianamente i tuoi obiettivi.

5. 2 Approcci terapeutici

Gli approcci terapeutici per il disturbo narcisistico di personalità affrontano le difficoltà nella gestione del trauma, nella modifica dei modelli comportamentali disfunzionali e nello sviluppo della capacità relazionale. Il trattamento comprende l'elaborazione dei traumi sottostanti, la modifica dei modelli di pensiero e dei comportamenti, nonché la promozione della riflessione su se stessi e dell'empatia. Affrontare queste sfide è un processo complesso che richiede impegno sia da parte del paziente che del terapeuta. Il cammino verso la guarigione è impegnativo, ma raggiungibile: questo capitolo offre orientamento e speranza.

Un sano alleanza terapeutica tra paziente e terapeuta è essenziale per il successo della terapia nel disturbo narcisistico di personalità, poiché costituisce la base per affrontare i traumi, modificare i modelli comportamentali e sviluppare la capacità relazionale.

Elaborazione del trauma

L'elaborazione del trauma nel contesto di un disturbo narcisistico di personalità (NPD) si concentra sull'affrontare i traumi sottostanti che possono aver contribuito allo sviluppo del NPD. È importante notare che il NPD non è sempre causato da traumi, ma esperienze traumatiche possono influenzare l'insorgenza e la manifestazione del disturbo [s76]. La terapia mira a regolare le reazioni emotive a questi traumi e a sviluppare nuove strategie di coping. La terapia cognitivo-comportamentale (TCC) offre un quadro strutturato in questo contesto. La TCC aiuta i pazienti a riconoscere e modificare le loro reazioni abituali alle minacce all'autostima, spesso legate a traumi passati [s77]. Un paziente che ha subito critiche costanti durante l'infanzia potrebbe, ad esempio, reagire in modo eccessivamente sensibile alle critiche nella vita adulta. Attraverso la TCC, impara a identificare e mettere in discussione questi pensieri e sentimenti automatici per sviluppare nuove reazioni più sane. La ristrutturazione cognitiva, una componente della TCC, aiuta a modificare i modelli di pensiero negativi [s77]. Le interventi comportamentali aiutano ad affrontare situazioni che suscitano ansia e che ricordano il trauma [s77]. Così, un paziente che ha paura dell'intimità a causa di rifiuti passati può imparare gradualmente a costruire relazioni intime. La psicoeducazione gioca un ruolo importante nella TCC [s77]. I pazienti imparano a comprendere le connessioni tra i loro pensieri, sentimenti e comportamenti. Riconoscono come le loro esperienze traumatiche influenzano le loro reazioni attuali. Oltre alla TCC, ci sono altri approcci terapeutici come la terapia dialettico-comportamentale (DBT) e la terapia focalizzata sullo schema (SFT), che sono efficaci nel trattamento dei disturbi di personalità, in particolare del disturbo borderline di personalità [s78]. La DBT si concentra sulla regolazione dell'intensità emotiva [s78], mentre la SFT affronta schemi maladattivi infantili che compromettono la soddisfazione dei bisogni [s78]. L'apprendimento di nuove abilità per la regolazione delle emozioni e la gestione dello stress è importante

[s79] [s78]. Queste abilità aiutano i pazienti a gestire le conseguenze emotive dei loro traumi e a evitare modelli di

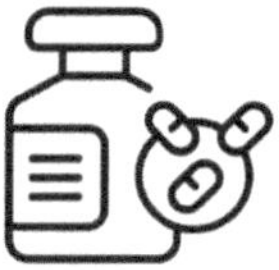

comportamento distruttivi, che spesso fanno parte del NPD. La relazione terapeutica è di grande importanza [s76] [s78] [s80]. Un rapporto di fiducia e supporto con il terapeuta consente al paziente di sentirsi al sicuro e di affrontare i temi difficili dell'elaborazione del trauma. La terapia non dovrebbe concentrarsi solo sulla riduzione dei comportamenti, ma anche incoraggiare i pazienti a esprimere i loro sintomi e fattori di stress psicosociali [s76]. Il trattamento del NPD richiede obiettivi realistici e la considerazione del contesto terapeutico, delle relazioni e dell'autostima del paziente [s80]. La motivazione alla terapia può essere influenzata da vari fattori, come ultimatum da parte della famiglia o degli amici, insoddisfazione della vita o crisi di vita acute [s80]. Il trattamento dovrebbe mirare a sviluppare una maggiore consapevolezza dei modelli maladattivi e aiutare i pazienti a raggiungere progressi misurabili [s80]. L'inclusione della terapia di coppia o di gruppo può essere utile per affrontare i modelli relazionali [s80].

Approcci terapeutici per il trauma correlato all'abuso narcisistico

Modalità terapeutiche comuni per il recupero dal trauma da abuso narcisistico.

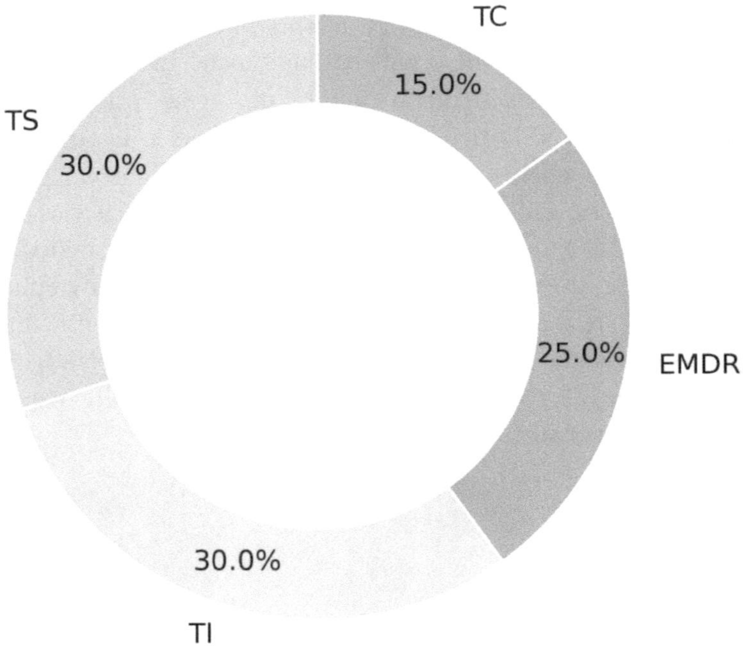

EMDR: EMDR

TC: Terapia Cognitiva (TCC/DBT)

TI: Terapie Integrative

TS: Terapia dello Schema

Mentre la terapia dello schema e l'EMDR sono evidenziati come approcci importanti, una parte significativa utilizza metodi integrativi che combinano varie tecniche. Ciò suggerisce che il recupero dal trauma da abuso narcisistico spesso richiede un approccio personalizzato che si basi su molteplici modalità terapeutiche per affrontare la natura complessa e multiforme del trauma.

Interrompere i modelli comportamentali

Interrompere i modelli comportamentali che si manifestano nel contesto di un disturbo narcisistico di personalità richiede un approccio strutturato e la considerazione di vari aspetti. Un passo importante consiste nel discutere all'inizio della terapia le scoperte diagnostiche con il paziente e stabilire insieme obiettivi terapeutici realistici obiettivi terapeutici [s81]. Questo scambio serve a radicare il trattamento e a creare una comprensione condivisa della problematica. Allo stesso tempo, la negoziazione del quadro terapeutico consente di chiarire le aspettative nei confronti della terapia e aiuta a riconoscere precocemente potenziali difficoltà nel corso del trattamento [s81]. Un alleanza terapeutica cooperativa tra paziente e terapeuta non è solo un obiettivo terapeutico, ma anche una strategia per aumentare l'efficacia della terapia [s81]. Oltre al NPD, dovrebbero essere considerate e, se necessario, trattate separatamente eventuali patologie comorbide, come disturbi d'ansia o depressione [s81]. La tecnica FRAMES (Feedback, Responsabilità, Consigli, Strategie, Empatia e Autoefficacia) offre un approccio completo per promuovere i cambiamenti comportamentali e supportare il progresso terapeutico [s82]. Ad esempio, un paziente può imparare a valutare meglio i propri comportamenti nelle interazioni sociali attraverso feedback regolari e apprendere reazioni più adeguate sviluppando nuove strategie. Comprendere le distorsioni cognitive, che si riscontrano frequentemente nelle persone con NPD – come la tendenza a prendere le critiche sul personale o a sminuire i successi altrui – è fondamentale per rendere il processo terapeutico efficace e ottenere progressi [s82]. Un paziente che riconosce le proprie percezioni distorte e schemi di pensiero può metterli in discussione nel contesto terapeutico e sviluppare punti di vista alternativi.

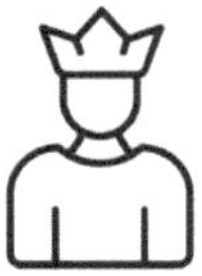

Utile sapere

Distorsioni cognitive

Le distorsioni cognitive sono errori di pensiero sistematici che influenzano la percezione della realtà. Nelle persone con disturbo narcisistico di personalità, possono manifestarsi distorsioni cognitive come megalomania, pensiero in bianco e nero o svalutazione degli altri, portando a problemi nelle relazioni interpersonali e nella gestione delle critiche. In terapia, queste distorsioni vengono identificate e affrontate per promuovere modi di pensare più realistici.

Patologie comorbide

Le patologie comorbide sono malattie mentali aggiuntive che possono manifestarsi contemporaneamente a un disturbo narcisistico di personalità. Esempi includono disturbi d'ansia, depressione, abuso di sostanze o altri disturbi di personalità. Il trattamento delle patologie comorbide è importante per migliorare l'intero stato di salute del paziente e supportare il successo della terapia per il disturbo narcisistico di personalità.

Tassi di successo degli approcci terapeutici

Successo di diverse terapie per il DNS

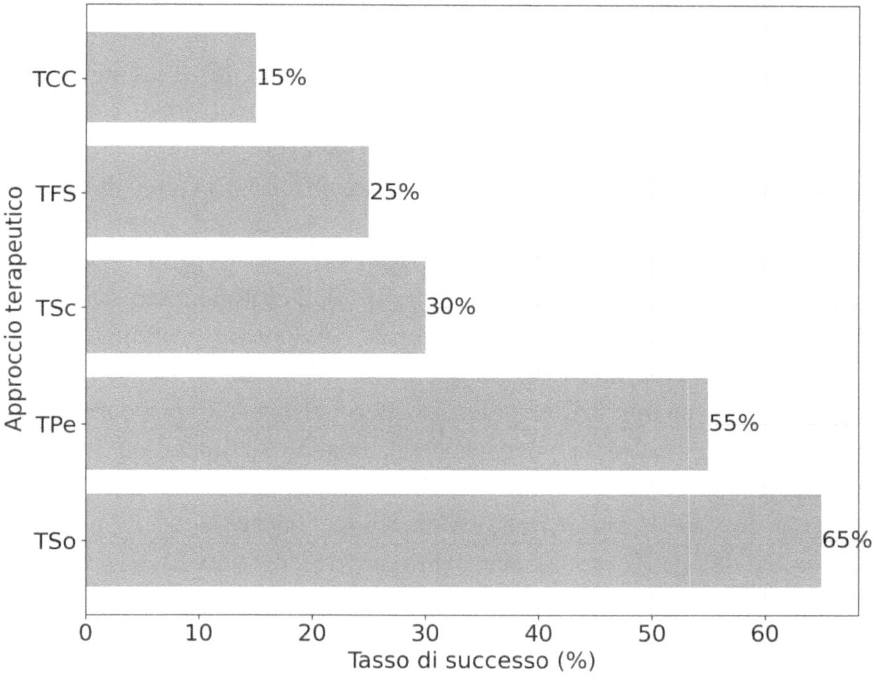

TCC: Terapia Cognitivo Comportamentale TFS: Terapia Focalizzata sul Transfert
TPe: Terapia Psicodinamica TSc: Terapia Schematica
TSo: Terapia di Supporto

La terapia schematica mostra il più alto tasso di successo, seguita dalla psicoterapia focalizzata sul transfert. Gli altri approcci mostrano tassi di successo significativamente inferiori, con la terapia di supporto che appare la meno efficace.

Sviluppare la capacità relazionale

Lo sviluppo della capacità relazionale in un disturbo narcisistico di personalità inizia con la promozione della autovalutazione [s83]. Solo chi osserva e comprende i propri comportamenti, pensieri e sentimenti nelle relazioni può iniziare a modificare schemi sfavorevoli. Questa autoosservazione può essere stimolata attraverso domande mirate nel contesto terapeutico, ad esempio analizzando le interazioni del paziente con gli altri e riflettendo sugli effetti delle proprie azioni sull'altro. Un aspetto importante è rafforzare la motivazione del paziente per un cambiamento [s83]. Analogamente alla gestione del trauma, dove la disponibilità ad affrontare esperienze dolorose è cruciale, anche qui il desiderio di migliorare la capacità relazionale deve essere intrinsecamente radicato. Questo processo può essere supportato dall'esplorazione dei pro e contro del comportamento attuale e dei potenziali vantaggi di una capacità relazionale migliorata. La relazione terapeutica stessa funge da modello per un'interazione sana e può offrire al paziente nuove esperienze nel gestire la vicinanza e l'empatia. Le interventi mirati ad aumentare l'accettazione emotiva e la chiarezza non sono solo utili nel contesto del NPD, ma trovano applicazione anche in altri disturbi di personalità [s84]. L'accettazione delle proprie emozioni, senza valutarle o reprimerle, costituisce la base per una migliore comprensione dei propri bisogni e di quelli degli altri. La chiarezza sulle proprie emozioni consente anche una comunicazione più differenziata e riduce i malintesi nelle interazioni interpersonali. È importante considerare che non esiste un approccio terapeutico universalmente superiore e che la scelta dei metodi dovrebbe essere adattata individualmente [s85]. Così, un paziente che ha difficoltà a prendere la prospettiva degli altri può essere supportato attraverso esercizi di presa di prospettiva e empatia. Un altro paziente, che tende a mettere i propri bisogni al di sopra di quelli degli altri,

potrebbe trarre beneficio da esercizi per promuovere la disponibilità al compromesso e la cooperazione.

Utile sapere

Autovalutazione

L'autovalutazione è, nel contesto terapeutico, la capacità di mettere in discussione e comprendere il proprio pensiero, sentimento e comportamento. È un passo importante per riconoscere e modificare schemi disfunzionali che influenzano le relazioni con gli altri. Nella cura del narcisismo, l'autovalutazione è essenziale per riconoscere gli effetti del proprio comportamento sugli altri e sviluppare empatia.

Disponibilità al compromesso

La disponibilità al compromesso descrive la capacità di armonizzare i propri bisogni e desideri con quelli degli altri e di trovare insieme soluzioni accettabili per tutte le parti coinvolte. Nel contesto della terapia del narcisismo, lo sviluppo della disponibilità al compromesso è un passo importante per migliorare le relazioni con gli altri e risolvere i conflitti in modo costruttivo.

Presa di prospettiva

La presa di prospettiva è la capacità di mettersi nei panni di un'altra persona e di comprendere i suoi pensieri e sentimenti. È una componente importante dell'empatia e, nel contesto della terapia del narcisismo, un punto centrale per riconoscere gli effetti del proprio comportamento sugli altri.

Progressi Terapeutici nel Disturbo Narcisistico di Personalità

Correlazione tra progressi terapeutici, tempo investito e stabilità emotiva.

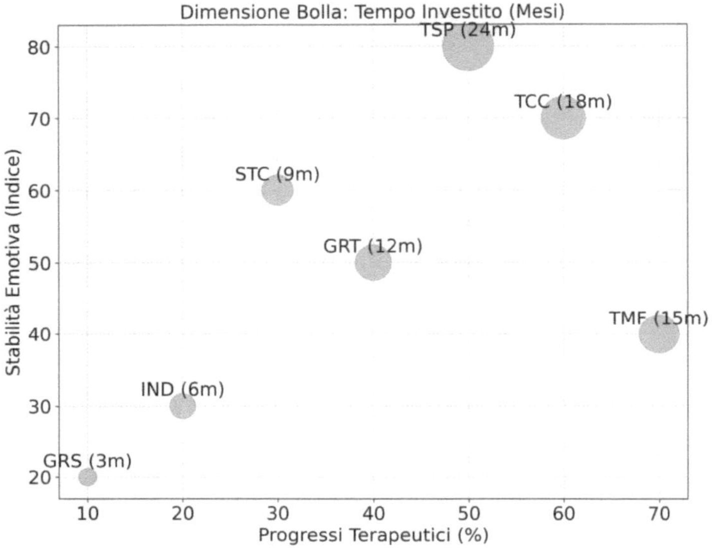

Blasengröße: Tempo Investito (Mesi)

GRS: Gruppi di Supporto

GRT: Terapia di Gruppo

IND: Terapia Individuale

STC: Terapia Schema

TCC: Terapia Cognitivo Comportamentale

TMF: Terapia Multifamiliare

TSP: Terapia Psicoanalitica di Sostegno

Il grafico suggerisce che un maggiore investimento di tempo nella terapia generalmente si correla con un aumento dei progressi e della stabilità emotiva. Tuttavia, alcuni individui con un investimento di tempo moderato dimostrano una maggiore stabilità emotiva rispetto a quelli con progressi inferiori, indicando altri fattori contribuenti. Al contrario, alcuni individui mostrano progressi significativi nonostante un minore investimento di tempo, evidenziando la variazione individuale nella risposta alla terapia e il potenziale per un rapido progresso iniziale. La dimensione delle bolle sottolinea che i guadagni di stabilità sono più pronunciati laddove i progressi e l'investimento di tempo si intersecano in modo significativo.

Consigli concreti

- Collegate il vostro respiro all'immagine di espellere emozioni pesanti come fumo e di inspirare calma come aria fresca.
- Sviluppate un'immagine interiore di voi stessi come un albero forte, che rimane saldamente radicato nonostante tempeste e piogge.
- Sentite nel vostro corpo dove si trovano le blocchi emotivi e cercate di sciogliere delicatamente queste aree attraverso il movimento o il contatto.
- Create un altare dell'amore per voi stessi con oggetti che vi ricordano le vostre forze e i vostri successi.
- Scrivete una storia sul vostro processo di guarigione, in cui siete il protagonista che affronta tutte le sfide.
- Perdonate voi stessi e gli altri per le ferite passate. Immaginate di lasciare andare simbolicamente una pietra che vi ha appesantito.
- Sviluppate un rituale di gratitudine, annotando ogni giorno tre cose per cui siete grati.
- Trasformate le vostre cicatrici in simboli di forza e resilienza. Consideratele come segni del vostro cammino di vita.
- Cercate la compagnia di persone che vi fanno bene e vi donano energia positiva.
- Lasciatevi ispirare dalla natura: osservate il ciclo di nascita e morte e riconoscete il vostro potere di rinnovamento.
- Permettetevi di integrare la gioia infantile e la leggerezza nella vostra vita. Giocate, ridete e siate creativi.
- Trovate il vostro linguaggio di guarigione: cantate, ballate, dipingete o scrivete i vostri sentimenti e le vostre esperienze.

5. 3 Guarigione sostenibile

Una guarigione sostenibile da un disturbo narcisistico di personalità richiede un lavoro continuo su se stessi. Questo processo implica lo sviluppo dell'empatia, la regolazione delle emozioni e la costruzione di relazioni sane. Presenta sfide per le persone coinvolte, ma offre anche l'opportunità di una vita più appagante. Questo paragrafo mette in luce le opportunità e le difficoltà associate, senza anticipare soluzioni concrete. Scoprite il vostro potenziale per un cambiamento positivo e iniziate il vostro viaggio verso un sé più stabile e autentico.

Una guarigione sostenibile dai modelli narcisistici richiede una continua auto-riflessione e la disponibilità a riconoscere i vecchi schemi relazionali e a sostituirli con interazioni autentiche e rispettose.

Sviluppo della personalità

Lo sviluppo della personalità nel contesto di un disturbo narcisistico della personalità (NPS) significa apprendere nuovi schemi di pensiero e comportamento. Le persone colpite sviluppano spesso nella loro infanzia strategie malsane per affrontare ferite emotive e bisogni. Lo sviluppo della personalità mira a riconoscere queste strategie e sostituirle con altre più sane. Un passo importante è confrontarsi con la propria immagine di sé. Spesso esiste una discrepanza tra il sé grandioso, presentato all'esterno, e il sé vulnerabile, interiore. Questa discrepanza deve essere ridotta imparando a percepirsi in modo realistico, con punti di forza e debolezze. L'accettazione della propria imperfezione è una pietra miliare importante. Invece di negare i propri errori o proiettarli sugli altri, si tratta di assumersi la responsabilità delle proprie azioni. Ciò può significare scusarsi per comportamenti lesivi e accettare critiche costruttive. Un altro aspetto dello sviluppo della personalità è lo sviluppo di empathie. Le persone con NPS hanno spesso difficoltà a riconoscere e rispettare i sentimenti e i bisogni degli altri. Qui può essere utile ascoltare attivamente e mettersi nei panni dell'altro. Invece di concentrare la conversazione su se stessi, si esercita a comprendere veramente ciò che l'altro comunica. Le conversazioni possono così diventare uno scambio, piuttosto che presentare monologhi sui propri pensieri e sentimenti. Attraverso la consapevole percezione delle reazioni dell'interlocutore – espressioni facciali, gesti e scelta delle parole – si può imparare a verificare l'impatto delle proprie parole e azioni. Questo promuove la self-reflection e consente un adattamento del comportamento nei rapporti con gli altri. La regolazione delle emozioni è anch'essa un punto centrale. Forti sbalzi d'umore, rabbia e vulnerabilità sono sintomi comuni dell'NPS. Per controllarli, possono essere apprese diverse tecniche, come esercizi di consapevolezza o rilassamento muscolare progressivo. Queste tecniche aiutano a percepire e gestire meglio il proprio corpo e le proprie emozioni. Invece di reagire impulsivamente, si impara a fermarsi e decidere consapevolmente come affrontare una situazione. Ciò può significare, ad esempio, lasciare la stanza in una situazione tesa e tornare solo quando ci si è calmati. A lungo termine, questo porta a una maggiore stabilità emotiva e a una migliore gestione dello stress. La costruzione di relazioni sane è un altro importante tassello dello sviluppo della personalità. Spesso, le relazioni delle persone con NPS sono caratterizzate da giochi di potere, manipolazione e mancanza di vicinanza emotiva. Per costruire relazioni sane basate sul rispetto reciproco, è necessario riconoscere e modificare i vecchi schemi relazionali. Ciò significa prendere sul serio i bisogni del partner e trovare compromessi. Invece di idealizzare o svalutare il partner, si impara ad accettarlo come una personalità autonoma con punti di forza e debolezze. Essere in grado di permettere autenticità e vulnerabilità nelle relazioni contribuisce a sviluppare una vera intimità e fiducia. Lo sviluppo dell'autoefficacia è anch'esso rilevante. Le persone con NPS definiscono spesso il proprio valore attraverso fattori esterni come successo, riconoscimento e ammirazione. Nell'ambito dello sviluppo della personalità, si tratta di rafforzare il valore di sé indipendentemente dai fattori esterni. Ciò può avvenire attraverso la definizione di obiettivi realistici e l'esperienza della propria competenza in vari ambiti della vita. Apprendere nuove abilità, coltivare un hobby o impegnarsi nel volontariato può rafforzare l'autostima e rendere più indipendenti dalla conferma degli altri. L'attenzione si sposta dalla ricerca di riconoscimento esterno alla scoperta e valorizzazione delle proprie risorse interiori. Questo processo richiede pazienza e un lavoro continuo su se stessi, ma porta a lungo termine a una maggiore stabilità, resilienz e soddisfazione nella vita. L'affrontare la propria personalità consente di vivere in modo autentico e di costruire relazioni appaganti. È un processo che dura tutta la vita, che porta sempre nuove sfide e opportunità di sviluppo.

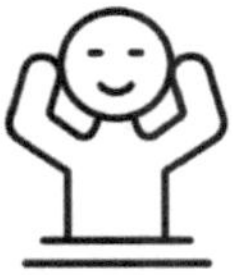

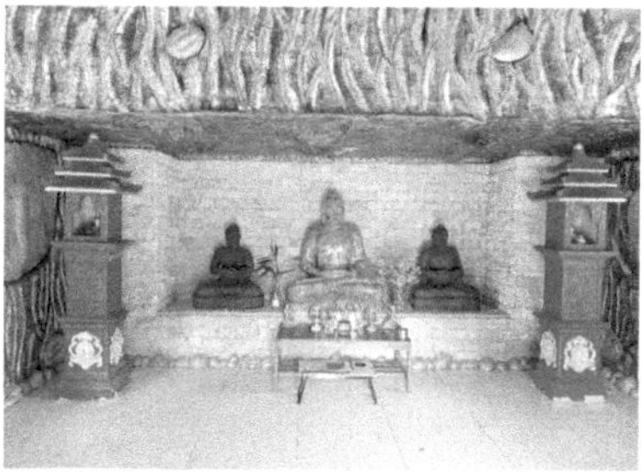

Esercizi di mindfulness [i6]

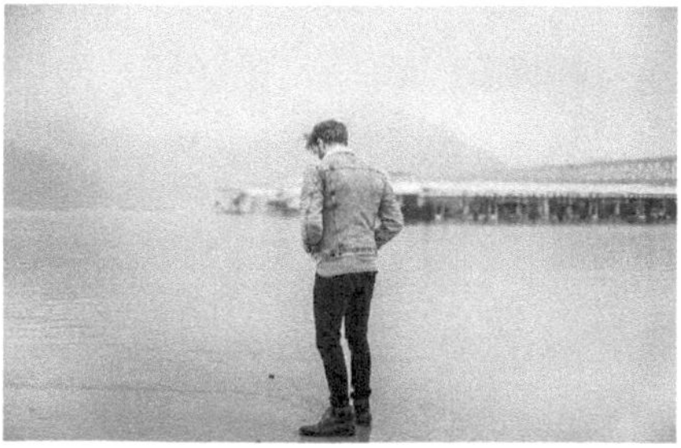

Autoriflessione [i7]

Utile sapere

Autenticità

Nel contesto della guarigione dall'NPS, l'autenticità significa essere onesti con se stessi e con gli altri e permettere la propria vulnerabilità. Questo è importante per costruire relazioni vere e profonde.

Esercizi di consapevolezza

Esercizi che focalizzano l'attenzione sul momento presente senza giudicare. Possono aiutare a regolare meglio le emozioni e controllare le reazioni impulsive, il che è particolarmente importante nell'NPS.

Auto-riflessione

La capacità di mettere in discussione e analizzare il proprio pensiero, sentimento e comportamento. L'auto-riflessione è essenziale per riconoscere e modificare schemi comportamentali malsani, fondamentale per una guarigione sostenibile dall'NPS.

Progresso nella regolazione emotiva e nella consapevolezza di sé

Monitoraggio dei progressi nella regolazione emotiva e nella consapevolezza di sé durante il recupero.

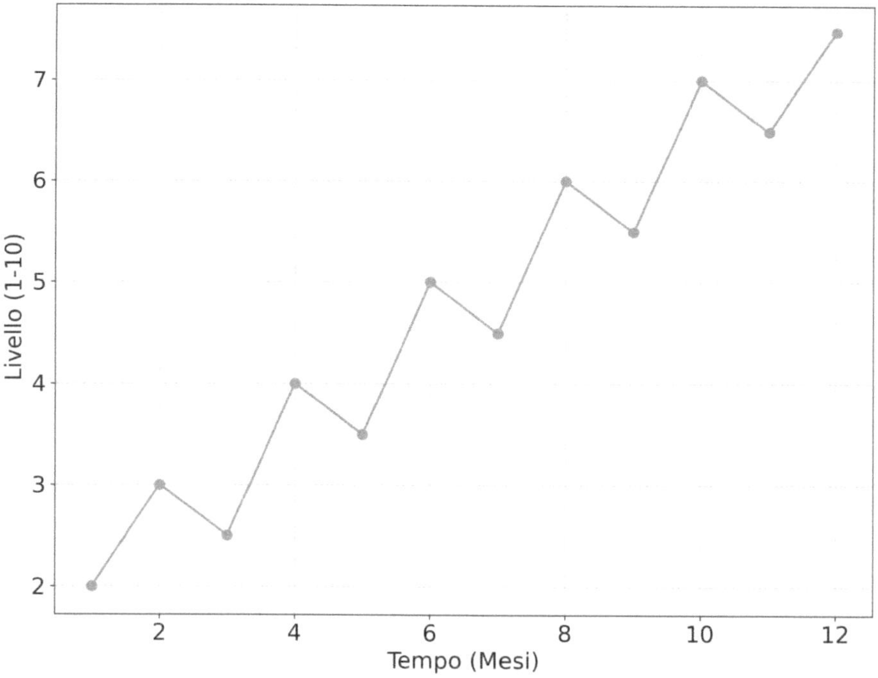

Il grafico indica un graduale miglioramento nella regolazione emotiva e nella consapevolezza di sé nel tempo. Nonostante le fluttuazioni, la tendenza generale mostra una maggiore stabilità e una crescente capacità di auto-riflessione, suggerendo uno sviluppo positivo nella gestione delle emozioni e nella comprensione dei bisogni e dei comportamenti personali.

Prospettive future

Il cambiamento sostenibile e le prospettive future dopo una terapia per il disturbo narcisistico di personalità sono strettamente legati allo sviluppo personale continuo. Lo sguardo non è rivolto solo alla gestione delle difficoltà attuali, ma soprattutto a obiettivi a lungo termine e a una vita più appagante. Questa prospettiva implica la creazione di relazioni basate sul rispetto e sull'equilibrio emotivo. Invece di cercare potere e controllo, si tratta di crescita reciproca e supporto. Un esempio potrebbe essere la partecipazione attiva a un gruppo di auto-aiuto, dove si scambiano esperienze e si apprendono i progressi degli altri. Ciò non solo consolida la propria comprensione della malattia, ma offre anche incoraggiamento e motivazione per il proseguimento del percorso di guarigione. Lo sviluppo professionale può anche rappresentare un aspetto importante. Concentrarsi sui propri punti di forza e sviluppare nuove competenze consente successi professionali che, indipendentemente dal riconoscimento esterno, rafforzano l'autostima. In particolare, la schematherapie si è dimostrata efficace nel promuovere cambiamenti sostenibili e migliorare la funzionalità generale, con effetti positivi sulle prospettive future [s86]. Attraverso l'analisi dei propri schemi, ovvero dei modelli di pensiero e comportamento rigidi, i soggetti colpiti possono sviluppare nuove strategie più sane per affrontare le sfide e raggiungere i propri obiettivi. Questo contribuisce non solo a una psiche più stabile, ma apre anche nuove possibilità in vari ambiti della vita. La capacità di percepirsi in modo realistico, con punti di forza e debolezze, consente di posizionarsi in modo più consapevole e di articolare chiaramente i propri bisogni. Ciò favorisce lo sviluppo di relazioni autentiche, basate sulla fiducia e sul rispetto reciproco. La progettazione attiva del futuro dopo una terapia per il disturbo narcisistico di personalità è un processo continuo che richiede impegno, auto-riflessione e disponibilità al cambiamento. Tuttavia, offre l'opportunità di una vita più appagante, con relazioni più stabili e

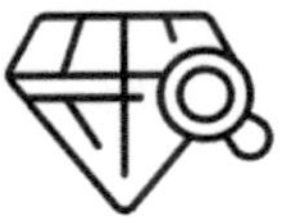

un'autostima rafforzata. La terapia schematica può fornire un supporto prezioso, aiutando a trattare le cause profonde del disturbo e a realizzare cambiamenti a lungo termine [s86]. Investire nel proprio sviluppo personale ripaga, aprendo la strada a un futuro positivo e sostenibile.

Utile sapere

Gruppo di auto-aiuto

Un gruppo di persone che si incontrano regolarmente per supportarsi a vicenda nella gestione di una sfida comune, come ad esempio un disturbo narcisistico di personalità. Lo scambio di esperienze e l'incoraggiamento reciproco possono favorire il processo di guarigione e ridurre il senso di isolamento.

Prospettive future - Ripresa sostenibile

Progressi nelle aree della vita

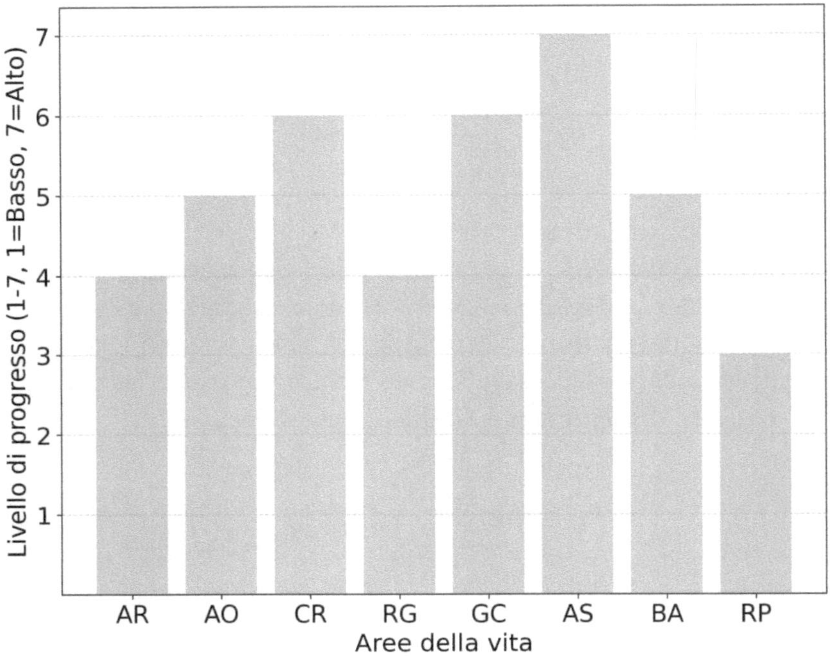

AO: Attività del tempo libero	AR: Autostima
AS: Auto-cura	BA: Benessere al lavoro/Produttività
CR: Consapevolezza e gestione	GC: Gestione degli obiettivi e limiti
RG: Regolazione emotiva	RP: Relazioni interpersonali

Questo grafico riflette una traiettoria positiva in diverse aree chiave, indicando progressi verso una ripresa sostenibile. Mentre rimangono delle sfide in alcune aree, la tendenza generale suggerisce una crescente stabilità e benessere. I notevoli miglioramenti nell'autostima e nelle relazioni interpersonali sono particolarmente incoraggianti, poiché queste aree sono spesso significativamente impattate. Una continua attenzione a queste aree, insieme a uno sforzo costante in altre aree, porterà probabilmente a un'ulteriore crescita e a un futuro più appagante.

Consigli concreti

- Intreccia consapevolmente le tue forze nella tua vita quotidiana per attivare risorse e percepire la tua autoefficacia.
- Esplora la natura come specchio della tua anima: osserva i processi di crescita e riconosci in essi le parallele con il tuo sviluppo personale.
- Sviluppa un rituale di guarigione personale che coinvolga tutti i tuoi sensi: profumo, suono, tatto, gusto e immagine.
- Raccogli "luoghi di potere" nella tua zona: posti in cui trovi calma ed energia e che visiti regolarmente.
- Crea un "giardino interiore": visualizza un luogo dentro di te dove puoi coltivare e far crescere i tuoi pensieri e sentimenti.
- Trasforma le credenze negative in affermazioni positive: formula i tuoi obiettivi e desideri al presente, come se fossero già realizzati.
- Racconta la tua storia di guarigione personale in modo sempre nuovo, per riconoscere i tuoi progressi e rafforzare la tua resilienza.
- Cerca il dialogo con il tuo corpo: presta attenzione ai suoi segnali e bisogni e rispondi con consapevolezza e cura.
- Trova il tuo ritmo personale di guarigione: rispetta i tuoi bisogni individuali di riposo e attività.
- Integra forme di espressione artistica nella tua vita quotidiana per canalizzare e elaborare i tuoi sentimenti e pensieri.
- Esercitati nella compassione verso te stesso: trattati con la stessa gentilezza e comprensione che riserveresti a un buon amico.

Revisione - 5. Processi di guarigione

"Il processo di guarigione dopo esperienze di abuso narcisistico è un percorso individuale che richiede tempo, pazienza e cura di sé. Inizia con la stabilizzazione del tuo mondo emotivo. Invece di essere travolto da emozioni opprimenti, impari a riconoscere, nominare e regolare le tue emozioni. Immagina i tuoi stati emotivi come parti della tua personalità interiore: il bambino ferito, il genitore critico e l'adulto razionale. Esercitati a distinguere tra queste parti e a mettere in primo piano l'adulto rassicurante. Trova i tuoi punti di ancoraggio personali – come un brano musicale amato, un bagno rilassante o una passeggiata nella natura – che ti aiutano a trovare calma nei momenti di stress. La terapia artistica o la scrittura di un diario possono aiutarti a esprimere e elaborare i tuoi sentimenti. Crea routine fisse e un programma giornaliero stabile per promuovere il tuo equilibrio emotivo.

Il passo successivo consiste nell'attivare le tue risorse interiori. Cosa ti dà forza? Quali abilità e talenti possiedi? Concentrati sui tuoi punti di forza e sui tuoi successi, piuttosto che sulle tue debolezze. Fai una lista delle tue risorse personali – amicizie, hobby, caratteristiche positive – e attingi consapevolmente a esse in situazioni difficili. Se hai difficoltà a esprimere i tuoi sentimenti e bisogni, esercitati a sviluppare la tua consapevolezza corporea. Fai attenzione ai segnali fisici come tensione o rilassamento. Nominare le tue emozioni può aiutarti a comprendere meglio il tuo mondo interiore e a comunicare con gli altri. In terapia, puoi scoprire e attivare queste risorse per rafforzare la tua autoefficacia.

Un sano senso di autovalore è essenziale per il processo di guarigione. Permettiti di riconoscere sia i tuoi punti di forza che le

Offerte aggiuntive gratuite in programma

Siamo lieti di potervi offrire in futuro materiali supplementari gratuiti per questo libro:

- Un capitolo bonus esclusivo con contenuti aggiuntivi
- Un riassunto compatto dell'intero libro in formato PDF
- Una versione radiodrammatica (In Programma)

La pubblicazione di questi materiali è prevista per 2025.
Vi invitiamo a visitare il nostro sito web già da oggi. Non appena il nostro servizio newsletter sarà attivo (previsto per 2025), potrete registrarvi per ricevere aggiornamenti e non perdere alcuna novità sulle offerte aggiuntive gratuite.

www.SaageBooks.com/it/
disturbo_narcisistico_di_personalita-bonus-88WY6K

Cari lettori,

Siamo profondamente onorati che abbiate dedicato del tempo a leggere il nostro libro dall'inizio alla fine. Il nostro più grande desiderio è fornirvi preziose intuizioni e una guida pratica. La vostra fiducia nel nostro lavoro significa molto per noi. Speriamo che la lettura sia stata arricchente per voi. Se avete domande o suggerimenti, non esitate a contattarci attraverso il nostro sito web.

Se avete apprezzato questo libro, gradiremmo molto una recensione onesta. Potete facilmente lasciare la vostra valutazione onesta sulla piattaforma di vendita dove avete acquistato il libro.
Grazie per il vostro supporto!

Bendis Saage

Saage Media GmbH - Squadra

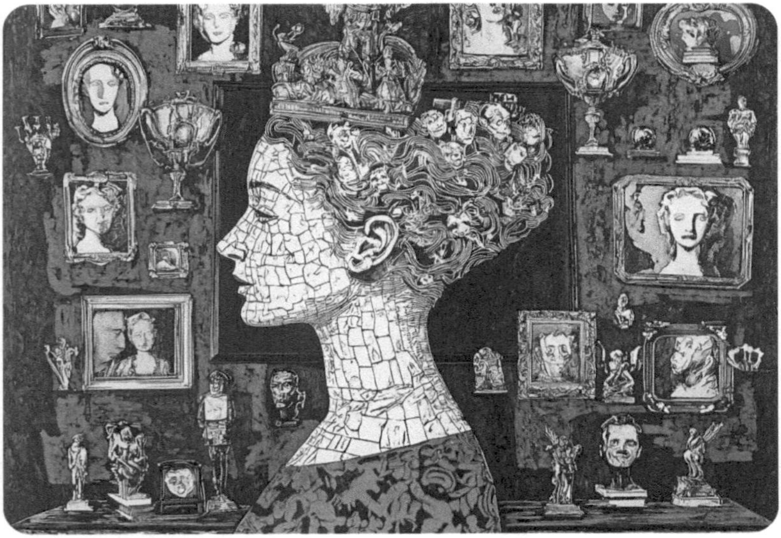

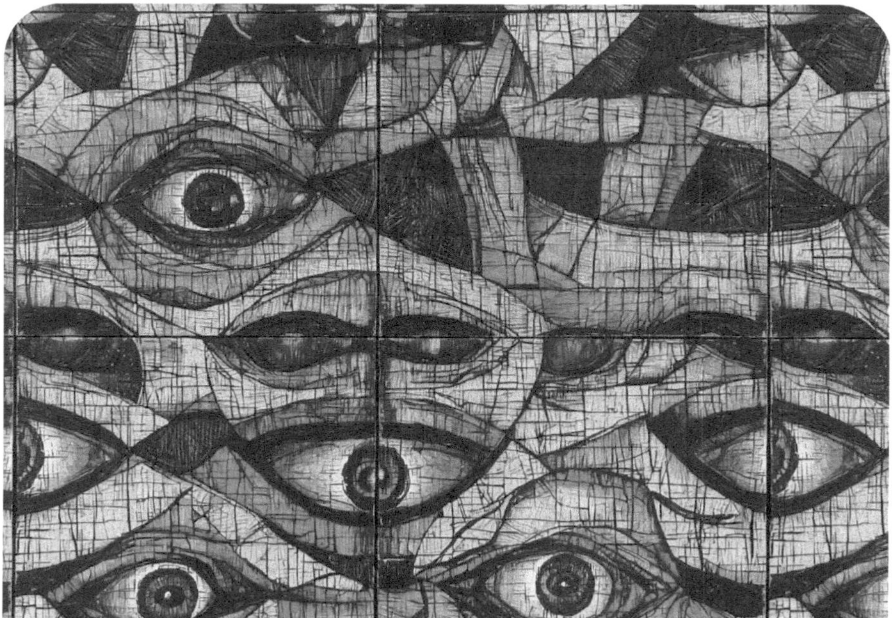

Fonti

I nostri sinceri ringraziamenti vanno a tutti gli autori delle fonti scientifiche e non scientifiche citate, ai gestori dei siti web referenziati e ai creatori delle immagini, grafiche e studi utilizzati, il cui prezioso lavoro ha contribuito alla creazione di questo libro.
Per ulteriori informazioni, ti consigliamo di visitare i siti web delle fonti.
Se riscontri errori di mappatura o altre incongruenze, ti preghiamo di contattarci.

Tutte le fonti sono state consultate l'ultima volta il: 2025-02-10

[s1] - https://pmc.ncbi.nlm.nih.gov/articles/PMC3266769/

Autore:	Mario Mikulincer, Philip R Shaver	**Titolo:**	An attachment perspective on psychopathology
DOI:	10.1016/j.wpsyc.2012.01.003	**Data:**	2012 Feb
Sito web:	PMC	**Editore:**	PubMed Central (PMC)

[s2] - https://pmc.ncbi.nlm.nih.gov/articles/PMC5819598/

Autore:	Elizabeth L Kacel, Nicole Ennis, Deidre B Pereira	**Titolo:**	Narcissistic Personality Disorder in Clinical Health Psychology Practice: Case Studies of Comorbid Psychological Distress and Life-Limiting Illness
di:	Department of Clinical and Health Psychology, University of Florida	**DOI:**	10.1080/08964289.2017.1301875
Data:	2017 Jul-Sep	**Sito web:**	PMC
Editore:	Behavioral medicine (Washington, D. C.)		

[s3] - https://pmc.ncbi.nlm.nih.gov/articles/PMC5131958/

Autore:	Julia Brailovskaia, Jürgen Margraf	**Titolo:**	Comparing Facebook Users and Facebook Non-Users: Relationship between Personality Traits and Mental Health Variables – An Exploratory Study
di:	Mental Health Research and Treatment Center, Ruhr-Universität Bochum	**DOI:**	10.1371/journal.pone.0166999
Data:	2016 Dec 1	**Sito web:**	PMC
Editore:	PLoS ONE		

[s4] - https://pmc.ncbi.nlm.nih.gov/articles/PMC11299496/

Autore:	Dalia Elleuch	**Titolo:**	Narcissistic Personality Disorder through psycholinguistic analysis and neuroscientific correlates
di:	Faculty of Letters and Humanities, University of Sfax, Sfax, Tunisia	**DOI:**	10.3389/fnbeh.2024.1354258
Data:	2024 Jul 17	**Sito web:**	PubMed Central (PMC)
Editore:	Frontiers in Behavioral Neuroscience		

[s5] - https://pubmed.ncbi.nlm.nih.gov/32310461/

Autore:	Mitra P;Torrico TJ;Fluyau D	**Titolo:**	Narcissistic Personality Disorder
di:	National Center for Biotechnology Information	**Data:**	2025 Jan
Sito web:	PubMed	**Editore:**	PubMed

[s6] - https://www.ncbi.nlm.nih.gov/books/NBK556001/

Autore:	Paroma Mitra, Tyler J. Torrico, Dimy Fluyau	**Titolo:**	Narcissistic Personality Disorder
di:	StatPearls Publishing	**Data:**	2024/03/01
Sito web:	NCBI Bookshelf	**Editore:**	StatPearls Publishing

[s7] - https://pmc.ncbi.nlm.nih.gov/articles/PMC4415495/

Autore:	Arielle Baskin-Sommers, Elizabeth Krusemark, Elsa Ronningstam	**Titolo:**	Empathy in Narcissistic Personality Disorder: From Clinical and Empirical Perspectives
di:	Department of Psychiatry, Harvard Medical School, McLean Hospital, Department of Psychology, University of Wisconsin-Madison	**DOI:**	10.1037/per0000061
Data:	2014 Feb 10	**Sito web:**	PubMed Central (PMC)
Editore:	Personality disorders		

[s8] - https://pmc.ncbi.nlm.nih.gov/articles/PMC10187400/

Autore:	Igor Weinberg, Elsa Ronningstam	**Titolo:**	Narcissistic Personality Disorder: Progress in Understanding and Treatment
di:	Department of Psychiatry, Harvard Medical School, McLean Hospital	**DOI:**	10.1176/appi.focus.20220052
Data:	2022 Oct 25	**Sito web:**	PMC

[s9] - https://pmc.ncbi.nlm.nih.gov/articles/PMC4415495/

Autore:	Arielle Baskin-Sommers; Elizabeth Krusemark; Elsa Ronningstam	**Titolo:**	Empathy in Narcissistic Personality Disorder: From Clinical and Empirical Perspectives
di:	Department of Psychiatry, Harvard Medical School, McLean Hospital; Department of Psychology, University of Wisconsin-Madison	**DOI:**	10.1037/per0000061
Data:	2014 Feb 10	**Sito web:**	PubMed Central (PMC)

[s10] - https://pmc.ncbi.nlm.nih.gov/articles/PMC9709503/

Autore:	Kerrin A Jacobs	**Titolo:**	The concept of Narcissistic Personality Disorder–Three levels of analysis for interdisciplinary integration
di:	Department of Philosophy and Ethics, Faculty of Humanities and Human Sciences, University of Hokkaido, Sapporo, Japan; Center for Human Nature, Artificial Intelligence, and Neuroscience (CHAIN), University of Hokkaido, Sapporo, Japan	**DOI:**	10.3389/fpsyt.2022.989171
Data:	2022 Nov 16	**Sito web:**	PubMed Central (PMC)
Editore:	Frontiers in Psychiatry		

[s11] - https://pmc.ncbi.nlm.nih.gov/articles/PMC6970445/

Autore:	Stathis Grapsas, Eddie Brummelman, Mitja D Back, Jaap J A Denissen	**Titolo:**	The "Why" and "How" of Narcissism: A Process Model of Narcissistic Status Pursuit
DOI:	10.1177/1745691619873350	**Data:**	2019 Dec 5
Sito web:	PMC	**Editore:**	Perspectives on Psychological Science

[s12] - https://pmc.ncbi.nlm.nih.gov/articles/PMC5819598/

Autore:	Elizabeth L Kacel, Nicole Ennis, Deidre B Pereira	**Titolo:**	Narcissistic Personality Disorder in Clinical Health Psychology Practice: Case Studies of Comorbid Psychological Distress and Life-Limiting Illness
di:	Department of Clinical and Health Psychology, University of Florida	**DOI:**	10.1080/08964289.2017.1301875
Data:	2017 Jul-Sep	**Sito web:**	PubMed Central (PMC)
Editore:	Behavioral medicine (Washington, D. C.)		

[s13] - https://pmc.ncbi.nlm.nih.gov/articles/PMC9090396/

Autore:	Benedict Sheehy, Clive Boddy, Brendon Murphy	**Titolo:**	Corporate law and corporate psychopaths
DOI:	10.1080/13218719.2020.1795000	**Data:**	2020 Sep 10
Sito web:	PMC	**Editore:**	Psychiatry, Psychology, and Law

[s14] - https://pmc.ncbi.nlm.nih.gov/articles/PMC10461512/

Autore:	Tobore Onojighofia Tobore	**Titolo:**	On power and its corrupting effects: the effects of power on human behavior and the limits of accountability systems
di:	Independent Scholar	**DOI:**	10.1080/19420889.2023.2246793
Data:	2023 Aug 24	**Sito web:**	PMC
Editore:	Communicative & Integrative Biology		

[s15] - https://pmc.ncbi.nlm.nih.gov/articles/PMC6970445/

Autore:	Stathis Grapsas, Eddie Brummelman, Mitja D Back, Jaap J A Denissen	**Titolo:**	The "Why" and "How" of Narcissism: A Process Model of Narcissistic Status Pursuit
DOI:	10.1177/1745691619873350	**Data:**	2019 Dec 5
Sito web:	PMC	**Editore:**	Perspectives on Psychological Science

[s16] - https://pmc.ncbi.nlm.nih.gov/articles/PMC6002876/

Autore:	Nicolas Hoertel, Hugo Peyre, Pierre Lavaud, Carlos Blanco, Christophe Guerin-Langlois, Margaux René, Jean-Pierre Schuster, Cédric Lemogne, Richard Delorme, Frédéric Limosin	**Titolo:**	Examining sex differences in DSM-IV narcissistic personality disorder symptom expression using Item Response Theory (IRT)
DOI:	10.1016/j.psychres.2017.12.031	**Data:**	2017 Dec 14
Sito web:	PMC	**Editore:**	Psychiatry research

[s17] - https://pmc.ncbi.nlm.nih.gov/articles/PMC9578082/

Autore:	Ava Green, Rory MacLean, Kathy Charles	**Titolo:**	Female Narcissism: Assessment, Aetiology, and Behavioural Manifestations
DOI:	10.1177/00332941211027322	**Data:**	2021 Jun 22
Sito web:	PubMed Central (PMC)	**Editore:**	Psychological Reports

[s18] - https://pmc.ncbi.nlm.nih.gov/articles/PMC5679127/

Autore:	Aidan GC Wright, Stephanie D Stepp, Lori N Scott, Michael N Hallquist, Joseph E Beeney, Sophie A Lazarus, Paul A Pilkonis	**Titolo:**	The Effect of Pathological Narcissism on Interpersonal and Affective Processes in Social Interactions
DOI:	10.1037/abn0000286	**Data:**	2017 Oct
Sito web:	PubMed Central (PMC)	**Editore:**	Journal of abnormal psychology

[s19] - https://pmc.ncbi.nlm.nih.gov/articles/PMC10097942/

Autore:	Ester di Giacomo, Elena Andreini, Ottavia Lorusso, Massimo Clerici	**Titolo:**	The dark side of empathy in narcissistic personality disorder
di:	Department of Mental Health and Addiction, Health Care Trust–IRCCS San Gerardo Monza, Monza, Italy; School of Medicine and Surgery, University of Milano-Bicocca, Monza, Italy	**DOI:**	10.3389/fpsyt.2023.1074558
Data:	2023 Mar 30	**Sito web:**	PubMed Central (PMC)
Editore:	Frontiers in Psychiatry		

[s20] - https://pmc.ncbi.nlm.nih.gov/articles/PMC10097942/

Autore:	Ester di Giacomo, Elena Andreini, Ottavia Lorusso, Massimo Clerici	**Titolo:**	The dark side of empathy in narcissistic personality disorder
DOI:	10.3389/fpsyt.2023.1074558	**Data:**	2023 Mar 30
Sito web:	PMC	**Editore:**	Frontiers in Psychiatry

[s21] - https://pmc.ncbi.nlm.nih.gov/articles/PMC5819598/

Autore:	Elizabeth L Kacel, Nicole Ennis, Deidre B Pereira	**Titolo:**	Narcissistic Personality Disorder in Clinical Health Psychology Practice: Case Studies of Comorbid Psychological Distress and Life-Limiting Illness
di:	Department of Clinical and Health Psychology, University of Florida	**DOI:**	10.1080/08964289.2017.1301875
Data:	2017 Jul-Sep	**Sito web:**	PMC
Editore:	Behavioral medicine (Washington, D. C.)		

[s22] - https://pmc.ncbi.nlm.nih.gov/articles/PMC6002876/
Autore: Nicolas Hoertel, Hugo Peyre, Pierre Lavaud, Carlos Blanco, Christophe Guerin-Langlois, Margaux René, Jean-Pierre Schuster, Cédric Lemogne, Richard Delorme, Frédéric Limosin
Titolo: Examining sex differences in DSM-IV narcissistic personality disorder symptom expression using Item Response Theory (IRT)
DOI: 10.1016/j.psychres.2017.12.031
Data: 2017 Dec 14
Sito web: PubMed Central (PMC)
Editore: Psychiatry research

[s23] - https://pmc.ncbi.nlm.nih.gov/articles/PMC4415495/
Autore: Arielle Baskin-Sommers, Elizabeth Krusemark, Elsa Ronningstam
Titolo: Empathy in Narcissistic Personality Disorder: From Clinical and Empirical Perspectives
di: Department of Psychiatry, Harvard Medical School, McLean Hospital; Department of Psychology, University of Wisconsin-Madison
DOI: 10.1037/per0000061
Data: 2014 Feb 10
Sito web: PubMed Central (PMC)

[s24] - https://pmc.ncbi.nlm.nih.gov/articles/PMC2860525/
Autore: Jamie McLean
Titolo: Psychotherapy with a Narcissistic Patient Using Kohut's Self Psychology Model
di: Drs. McLean and Gillig are from the Department of Psychiatry, Boonshoft School of Medicine, Wright State University, Dayton, Ohio
Data: 2007 Oct
Sito web: PubMed Central (PMC)
Editore: Psychiatry (Edgmont)

[s25] - https://pmc.ncbi.nlm.nih.gov/articles/PMC7216544/
Autore: Charlotte C van Schie, Heidi L Jarman, Elizabeth Huxley, Brin F S Grenyer
Titolo: Narcissistic traits in young people: understanding the role of parenting and maltreatment
di: Illawarra Health and Medical Research Institute and the School of Psychology, University of Wollongong; Birchtree Centre of Excellence
DOI: 10.1186/s40479-020-00125-7
Data: 2020 May 12
Sito web: PMC
Editore: Borderline Personality Disorder and Emotion Dysregulation

[s26] - https://pmc.ncbi.nlm.nih.gov/articles/PMC9352895/
Autore: Daniel Cruz, Matthew Lichten, Kevin Berg, Preethi George
Titolo: Developmental trauma: Conceptual framework, associated risks and comorbidities, and evaluation and treatment
di: Hackensack Meridian Health Mountainside Medical Center, Independent Private Practice
DOI: 10.3389/fpsyt.2022.800687
Data: 2022 Jul 22
Sito web: PMC
Editore: Frontiers in Psychiatry

[s27] - https://pmc.ncbi.nlm.nih.gov/articles/PMC5579460/

Autore:	Simone SETTERBERG	**Titolo:**	The Fantasmatic and Imaginary Child of the Pregnant Woman
di:	Karolinska Institutet, Department of Women's and Children's Health; Columbia University, Center for Psychoanalytic Training and Research	**DOI:**	10.11919/j.issn.1002-0829.216064
Data:	2017 Jun 25	**Sito web:**	PubMed Central (PMC)
Editore:	Shanghai Archives of Psychiatry		

[s28] - https://pmc.ncbi.nlm.nih.gov/articles/PMC10341267/

Autore:	Jacinda K Dariotis; Frances R Chen; Ye Rang Park; Montana K Nowak; Katherine M French; Anisa M Codamon	**Titolo:**	Parentification Vulnerability, Reactivity, Resilience, and Thriving: A Mixed Methods Systematic Literature Review
DOI:	10.3390/ijerph20136197	**Data:**	2023 Jun 21
Sito web:	PMC	**Editore:**	International Journal of Environmental Research and Public Health

[s29] - https://pmc.ncbi.nlm.nih.gov/articles/PMC9031722/

Autore:	Casandra I Montoro, Pablo de la Coba, María Moreno-Padilla, Carmen M Galvez-Sánchez	**Titolo:**	Narcissistic Personality and Its Relationship with Post-Traumatic Symptoms and Emotional Factors: Results of a Mediational Analysis Aimed at Personalizing Mental Health Treatment
di:	University of Jaén	**DOI:**	10.3390/bs12040091
Data:	2022 Mar 25	**Sito web:**	PMC
Editore:	Behavioral Sciences		

[s30] - https://pmc.ncbi.nlm.nih.gov/articles/PMC11604240/

Autore:	Husna Irfan Thalib, Aleena Zobairi, Sariya Khan, Mariam Abou Touk, Razan Bahkali, Sarah Alhusaynan, Suha Fatima Hussain	**Titolo:**	Tracing the Link Between Narcissistic Personality Disorder and Childhood Overgratification
di:	Batterjee Medical College, Almaarefa University, Kaloji Narayana Rao University of Health Sciences	**DOI:**	10.7759/cureus.72638
Data:	2024 Oct 29	**Sito web:**	PMC
Editore:	Cureus		

[s31] - https://pmc.ncbi.nlm.nih.gov/articles/PMC8573252/

Autore:	Frank W Paulus, Susanne Ohmann, Eva Möhler, Paul Plener, Christian Popow	**Titolo:**	Emotional Dysregulation in Children and Adolescents With Psychiatric Disorders. A Narrative Review
DOI:	10.3389/fpsyt.2021.628252	**Data:**	2021 Oct 25
Sito web:	PMC	**Editore:**	Frontiers in Psychiatry

[s32] - https://pmc.ncbi.nlm.nih.gov/articles/PMC8321510/

Autore:	Frans Schalkwijk, Patrick Luyten, Theo Ingenhoven, Jack Dekker	**Titolo:**	Narcissistic Personality Disorder: Are Psychodynamic Theories and the Alternative DSM-5 Model for Personality Disorders Finally Going to Meet?
di:	University of Amsterdam, University College London, KU Leuven, Arkin, Vrije Universiteit Amsterdam	**DOI:**	10.3389/fpsyg.2021.676733
Data:	2021 Jul 15	**Sito web:**	PMC
Editore:	Frontiers in Psychology		

[s33] - https://pmc.ncbi.nlm.nih.gov/articles/PMC8495240/

Autore:	Paola Bozzatello, Paola Rocca, Lorenzo Baldassarri, Marco Bosia, Silvio Bellino	**Titolo:**	The Role of Trauma in Early Onset Borderline Personality Disorder: A Biopsychosocial Perspective
di:	University of Turin	**DOI:**	10.3389/fpsyt.2021.721361
Data:	2021 Sep 23	**Sito web:**	PMC
Editore:	Frontiers in Psychiatry		

[s34] - https://pmc.ncbi.nlm.nih.gov/articles/PMC11583436/

Autore:	Allen G Ross, Santosh Giri, Anayochukwu E Anyasodor, Shakeel Mahmood, Feleke H Astawesegn, M Mamun Huda, Kedir Y Ahmed, Utpal K Mondal, Subash Thapa	**Titolo:**	Adverse childhood experiences leading to narcissistic personality disorder: a case report
di:	Rural Health Research Institute, Charles Sturt University	**DOI:**	10.1186/s12888-024-06307-9
Data:	2024 Nov 22	**Sito web:**	PMC
Editore:	BMC Psychiatry		

[s35] - https://pmc.ncbi.nlm.nih.gov/articles/PMC3268672/

Autore:	Stephanie D Stepp, Diana J Whalen, Paul A Pilkonis, Alison E Hipwell, Michele D Levine	**Titolo:**	Children of Mothers with Borderline Personality Disorder: Identifying Parenting Behaviors as Potential Targets for Intervention
di:	University of Pittsburgh	**DOI:**	10.1037/a0023081
Data:	2011 Jan	**Sito web:**	PMC (PubMed Central)

[s36] - https://pmc.ncbi.nlm.nih.gov/articles/PMC9541508/

Autore:	Nicholas J S Day, Michelle L Townsend, Brin F S Grenyer	**Titolo:**	Pathological narcissism: An analysis of interpersonal dysfunction within intimate relationships
DOI:	10.1002/pmh.1532	**Data:**	2021 Nov 16
Sito web:	PMC	**Editore:**	Personality and Mental Health

[s37] - https://pmc.ncbi.nlm.nih.gov/articles/PMC9031722/

Autore:	Casandra I Montoro, Pablo de la Coba, María Moreno-Padilla, Carmen M Galvez-Sánchez	**Titolo:**	Narcissistic Personality and Its Relationship with Post-Traumatic Symptoms and Emotional Factors: Results of a Mediational Analysis Aimed at Personalizing Mental Health Treatment
di:	University of Jaén	**DOI:**	10.3390/bs12040091
Data:	2022 Mar 25	**Sito web:**	PMC
Editore:	Behavioral Sciences		

[s38] - https://pmc.ncbi.nlm.nih.gov/articles/PMC7216544/

Autore:	Charlotte C van Schie, Heidi L Jarman, Elizabeth Huxley, Brin F S Grenyer	**Titolo:**	Narcissistic traits in young people: understanding the role of parenting and maltreatment
DOI:	10.1186/s40479-020-00125-7	**Data:**	2020 May 12
Sito web:	PMC	**Editore:**	Borderline Personality Disorder and Emotion Dysregulation

[s39] - https://pmc.ncbi.nlm.nih.gov/articles/PMC5507693/

Autore:	Sylia Wilson, Catherine B Stroud, C Emily Durbin	**Titolo:**	Interpersonal Dysfunction in Personality Disorders: A Meta-Analytic Review
di:	Department of Psychology, University of Minnesota; Department of Psychology, Williams College; Department of Psychology, Michigan State University	**DOI:**	10.1037/bul0000101
Data:	2017 Apr 27	**Sito web:**	PubMed Central (PMC)
Editore:	American Psychological Association		

[s40] - https://pmc.ncbi.nlm.nih.gov/articles/PMC6876420/

Autore:	Russ Scott, Ian Freckelton	**Titolo:**	Narcissistic Rage and the Murder of Allison Baden-Clay
DOI:	10.1080/13218719.2017.1379113	**Data:**	2017 Oct 24
Sito web:	PMC	**Editore:**	Psychiatry, Psychology, and Law

[s41] - https://pmc.ncbi.nlm.nih.gov/articles/PMC5819598/

Autore:	Elizabeth L Kacel, Nicole Ennis, Deidre B Pereira	**Titolo:**	Narcissistic Personality Disorder in Clinical Health Psychology Practice: Case Studies of Comorbid Psychological Distress and Life-Limiting Illness
di:	Department of Clinical and Health Psychology, University of Florida	**DOI:**	10.1080/08964289.2017.1301875
Data:	2017 Jul-Sep	**Sito web:**	PMC
Editore:	Behavioral medicine (Washington, D. C.)		

[s42] - https://pmc.ncbi.nlm.nih.gov/articles/PMC11155208/

Autore:	Eliza Oliver, Alexander Coates, Joanne M Bennett, Megan L Willis	**Titolo:**	Narcissism and Intimate Partner Violence: A Systematic Review and Meta-Analysis
di:	Australian Catholic University	**DOI:**	10.1177/15248380231196115
Data:	2023 Sep 13	**Sito web:**	PMC
Editore:	National Center for Biotechnology Information		

[s43] - https://pmc.ncbi.nlm.nih.gov/articles/PMC11583436/

Autore:	Allen G Ross, Santosh Giri, Anayochukwu E Anyasodor, Shakeel Mahmood, Feleke H Astawesegn, M Mamun Huda, Kedir Y Ahmed, Utpal K Mondal, Subash Thapa	**Titolo:**	Adverse childhood experiences leading to narcissistic personality disorder: a case report
di:	Rural Health Research Institute, Charles Sturt University, Orange, NSW Australia	**DOI:**	10.1186/s12888-024-06307-9
Data:	2024 Nov 22	**Sito web:**	PMC
Editore:	BMC Psychiatry		

[s44] - https://pmc.ncbi.nlm.nih.gov/articles/PMC3876290/

Autore:	Günnur Karakurt; Kristin E Silver	**Titolo:**	Emotional abuse in intimate relationships: The role of gender and age
di:	Case Western Reserve University, Cleveland, OH	**DOI:**	10.1891/0886-6708.vv-d-12-00041
Data:	2013	**Sito web:**	PMC
Editore:	Violence and victims		

[s45] - https://pmc.ncbi.nlm.nih.gov/articles/PMC7754466/

Autore:	Hannah Kunst, Jill Lobbestael, Ingrid Candel, Tim Batink	**Titolo:**	Early maladaptive schemas and their relation to personality disorders: A correlational examination in a clinical population
DOI:	10.1002/cpp.2467	**Data:**	2020 Jun 17
Sito web:	PMC	**Editore:**	Wiley

[s46] - https://pmc.ncbi.nlm.nih.gov/articles/PMC4768593/

Autore:	Zlatka Rakovec-Felser	**Titolo:**	Domestic Violence and Abuse in Intimate Relationship from Public Health Perspective
di:	Department for Health Psychology Faculty of Medicine, University of Maribor, Slovenia	**DOI:**	10.4081/hpr.2014.1821
Data:	2014 Oct 22	**Sito web:**	PubMed Central (PMC)
Editore:	Health Psychology Research		

[s47] - https://pmc.ncbi.nlm.nih.gov/articles/PMC3876290/

Autore:	Günnur Karakurt, Kristin E Silver	**Titolo:**	Emotional abuse in intimate relationships: The role of gender and age
di:	Case Western Reserve University	**DOI:**	10.1891/0886-6708.vv-d-12-00041
Data:	2013	**Sito web:**	PMC
Editore:	Violence and victims		

[s48] - https://pmc.ncbi.nlm.nih.gov/articles/PMC6757332/

Autore:	Emanuel Jauk, Raoul Dieterich	**Titolo:**	Addiction and the Dark Triad of Personality
di:	Technische Universität Dresden	**DOI:**	10.3389/fpsyt.2019.00662
Data:	2019 Sep 17	**Sito web:**	PubMed Central (PMC)
Editore:	Frontiers in Psychiatry		

[s49] - https://pmc.ncbi.nlm.nih.gov/articles/PMC10097938/

Autore:	Priyam Kukreja, Jatin Pandey	**Titolo:**	Workplace gaslighting: Conceptualization, development, and validation of a scale
di:	Indian Institute of Management Indore	**DOI:**	10.3389/fpsyg.2023.1099485
Data:	2023 Mar 30	**Sito web:**	PMC
Editore:	Frontiers in Psychology		

[s50] - https://pmc.ncbi.nlm.nih.gov/articles/PMC4768593/

Autore:	Zlatka Rakovec-Felser	**Titolo:**	Domestic Violence and Abuse in Intimate Relationship from Public Health Perspective
di:	Department for Health Psychology Faculty of Medicine, University of Maribor, Slovenia	**DOI:**	10.4081/hpr.2014.1821
Data:	2014 Oct 22	**Sito web:**	PubMed Central (PMC)
Editore:	Health Psychology Research		

[s51] - https://pmc.ncbi.nlm.nih.gov/articles/PMC7451310/

Autore:	Hemrie Zalman, Katie Aafjes-van Doorn, Catherine F Eubanks	**Titolo:**	Alliance challenges in the treatment of a narcissistic patient: the case of Alex
di:	Ferkauf Graduate School of Psychology, Yeshiva University	**DOI:**	10.4081/ripppo.2019.351
Data:	2019 Jul 30	**Sito web:**	PubMed Central (PMC)

[s52] - https://pmc.ncbi.nlm.nih.gov/articles/PMC4768593/

Autore:	Zlatka Rakovec-Felser	**Titolo:**	Domestic Violence and Abuse in Intimate Relationship from Public Health Perspective
di:	Department for Health Psychology Faculty of Medicine, University of Maribor, Slovenia	**DOI:**	10.4081/hpr.2014.1821
Data:	2014 Oct 22	**Sito web:**	PubMed Central (PMC)
Editore:	Health Psychology Research		

[s53] - https://pmc.ncbi.nlm.nih.gov/articles/PMC9233205/

Autore:	J Sangeetha, S Mohan, A Hariharasudan, Nishad Nawaz	**Titolo:**	Strategic analysis of intimate partner violence (IPV) and cycle of violence in the autobiographical text –When I Hit You
di:	Kalasalingam Academy of Research and Education, Kingdom University	**DOI:**	10.1016/j.heliyon.2022.e09734
Data:	2022 Jun 16	**Sito web:**	PubMed Central (PMC)
Editore:	Heliyon		

[s54] - https://pmc.ncbi.nlm.nih.gov/articles/PMC5679127/

Autore:	Aidan GC Wright, Stephanie D Stepp, Lori N Scott, Michael N Hallquist, Joseph E Beeney, Sophie A Lazarus, Paul A Pilkonis	**Titolo:**	The Effect of Pathological Narcissism on Interpersonal and Affective Processes in Social Interactions
DOI:	10.1037/abn0000286	**Data:**	2017 Oct
Sito web:	PubMed Central (PMC)	**Editore:**	Journal of abnormal psychology

[s55] - https://pmc.ncbi.nlm.nih.gov/articles/PMC5819598/

Autore:	Elizabeth L Kacel, Nicole Ennis, Deidre B Pereira	**Titolo:**	Narcissistic Personality Disorder in Clinical Health Psychology Practice: Case Studies of Comorbid Psychological Distress and Life-Limiting Illness
di:	Department of Clinical and Health Psychology, University of Florida	**DOI:**	10.1080/08964289.2017.1301875
Data:	2017 Jul-Sep	**Sito web:**	PMC
Editore:	Behavioral medicine (Washington, D. C.)		

[s56] - https://pmc.ncbi.nlm.nih.gov/articles/PMC6291212/

Autore:	Melissa E Dichter, Kristie A Thomas, Paul Crits-Christoph, Shannon N Ogden, Karin V Rhodes	**Titolo:**	Coercive Control in Intimate Partner Violence: Relationship with Women's Experience of Violence, Use of Violence, and Danger
di:	Center for Health Equity Research and Promotion, U.S. Department of Veterans Affairs, Department of Family Medicine and Community Health, Perelman School of Medicine, University of Pennsylvania, School of Social Work, Simmons College, Department of Psychiatry, Perelman School of Medicine, University of Pennsylvania, Northwell Health Solutions, Office of Population Health Management, Hofstra Northwell Medical School	**DOI:**	10.1037/vio0000158
Data:	2018 Jan 11	**Sito web:**	PMC
Editore:	National Institutes of Health		

[s57] - https://pmc.ncbi.nlm.nih.gov/articles/PMC4900957/

Autore:	Pamela S Lilleston, Luciana E Hebert, Jacky M Jennings, David R Holtgrave, Jonathan M Ellen, Susan G Sherman	**Titolo:**	Attitudes towards Power in Relationships and Sexual Concurrency within Heterosexual Youth Partnerships in Baltimore, MD
DOI:	10.1007/s10461-015-1105-z	**Data:**	2015 Dec
Sito web:	PubMed Central (PMC)		

[s58] - https://pmc.ncbi.nlm.nih.gov/articles/PMC5819598/

Autore:	Elizabeth L Kacel, Nicole Ennis, Deidre B Pereira	**Titolo:**	Narcissistic Personality Disorder in Clinical Health Psychology Practice: Case Studies of Comorbid Psychological Distress and Life-Limiting Illness
di:	Department of Clinical and Health Psychology, University of Florida	**DOI:**	10.1080/08964289.2017.1301875
Data:	2017 Jul-Sep	**Sito web:**	PubMed Central (PMC)
Editore:	Behavioral medicine (Washington, D. C.)		

[s59] - https://pmc.ncbi.nlm.nih.gov/articles/PMC7216544/

Autore:	Charlotte C van Schie, Heidi L Jarman, Elizabeth Huxley, Brin F S Grenyer	**Titolo:**	Narcissistic traits in young people: understanding the role of parenting and maltreatment
di:	Illawarra Health and Medical Research Institute and the School of Psychology, University of Wollongong, Birchtree Centre of Excellence	**DOI:**	10.1186/s40479-020-00125-7
Data:	2020 May 12	**Sito web:**	PubMed Central (PMC)
Editore:	Borderline Personality Disorder and Emotion Dysregulation		

[s60] - https://pmc.ncbi.nlm.nih.gov/articles/PMC6970445/

Autore:	Stathis Grapsas, Eddie Brummelman, Mitja D Back, Jaap J A Denissen	**Titolo:**	The "Why" and "How" of Narcissism: A Process Model of Narcissistic Status Pursuit
DOI:	10.1177/1745691619873350	**Data:**	2019 Dec 5
Sito web:	PMC	**Editore:**	Perspectives on Psychological Science

[s61] - https://pmc.ncbi.nlm.nih.gov/articles/PMC2860525/

Autore:	Jamie McLean	**Titolo:**	Psychotherapy with a Narcissistic Patient Using Kohut's Self Psychology Model
Data:	2007 Oct	**Sito web:**	PubMed Central (PMC)
Editore:	Psychiatry (Edgmont)		

[s62] - https://pmc.ncbi.nlm.nih.gov/articles/PMC11299496/

Autore:	Dalia Elleuch	**Titolo:**	Narcissistic Personality Disorder through psycholinguistic analysis and neuroscientific correlates
di:	Faculty of Letters and Humanities, University of Sfax, Sfax, Tunisia	**DOI:**	10.3389/fnbeh.2024.1354258
Data:	2024 Jul 17	**Sito web:**	PubMed Central (PMC)
Editore:	Frontiers in Behavioral Neuroscience		

[s63] - https://pmc.ncbi.nlm.nih.gov/articles/PMC4415495/

Autore:	Arielle Baskin-Sommers, Elizabeth Krusemark, Elsa Ronningstam	**Titolo:**	Empathy in Narcissistic Personality Disorder: From Clinical and Empirical Perspectives
di:	Department of Psychiatry, Harvard Medical School, McLean Hospital; Department of Psychology, University of Wisconsin-Madison	**DOI:**	10.1037/per0000061
Data:	2014 Feb 10	**Sito web:**	PubMed Central (PMC)

[s64] - https://pmc.ncbi.nlm.nih.gov/articles/PMC9031722/

Autore:	Casandra I Montoro, Pablo de la Coba, María Moreno-Padilla, Carmen M Galvez-Sánchez	**Titolo:**	Narcissistic Personality and Its Relationship with Post-Traumatic Symptoms and Emotional Factors: Results of a Mediational Analysis Aimed at Personalizing Mental Health Treatment
di:	Department of Psychology, University of Jaén	**DOI:**	10.3390/bs12040091
Data:	2022 Mar 25	**Sito web:**	PubMed Central (PMC)
Editore:	Behavioral Sciences		

[s65] - https://pmc.ncbi.nlm.nih.gov/articles/PMC6970445/

Autore:	Stathis Grapsas, Eddie Brummelman, Mitja D Back, Jaap J A Denissen	**Titolo:**	The "Why" and "How" of Narcissism: A Process Model of Narcissistic Status Pursuit
DOI:	10.1177/1745691619873350	**Data:**	2019 Dec 5
Sito web:	PMC	**Editore:**	Perspectives on Psychological Science

[s66] - https://pmc.ncbi.nlm.nih.gov/articles/PMC2860525/

Autore:	Jamie McLean	**Titolo:**	Psychotherapy with a Narcissistic Patient Using Kohut's Self Psychology Model
di:	Drs. McLean and Gillig are from the Department of Psychiatry, Boonshoft School of Medicine, Wright State University, Dayton, Ohio	**Data:**	2007 Oct
Sito web:	PubMed Central (PMC)	**Editore:**	Psychiatry (Edgmont)

[s67] - https://pmc.ncbi.nlm.nih.gov/articles/PMC9002298/

Autore:	Sabine C Herpertz, Isabella Schneider, Babette Renneberg, Antonius Schneider	**Titolo:**	Patients With Personality Disorders in Everyday Clinical Practice: Implications of the ICD-11
di:	Department of General Psychiatry, Center of Psychosocial Medicine, Heidelberg University Hospital, Heidelberg; Clinical Psychology and Psychotherapy, Freie Universität Berlin; Institute of General Practice and Health Services Research, Technical University of Munich	**DOI:**	10.3238/arztebl.m2022.0001
Data:	2022 Jan 10	**Sito web:**	PMC
Editore:	Deutsches Ärzteblatt International		

[s68] - https://pmc.ncbi.nlm.nih.gov/articles/PMC5819598/

Autore:	Elizabeth L Kacel, Nicole Ennis, Deidre B Pereira	**Titolo:**	Narcissistic Personality Disorder in Clinical Health Psychology Practice: Case Studies of Comorbid Psychological Distress and Life-Limiting Illness
di:	Department of Clinical and Health Psychology, University of Florida	**DOI:**	10.1080/08964289.2017.1301875
Data:	2017 Jul-Sep	**Sito web:**	PMC
Editore:	Behavioral medicine (Washington, D. C.)		

[s69] - https://pmc.ncbi.nlm.nih.gov/articles/PMC9031722/

Autore:	Casandra I Montoro, Pablo de la Coba, María Moreno-Padilla, Carmen M Galvez-Sánchez	**Titolo:**	Narcissistic Personality and Its Relationship with Post-Traumatic Symptoms and Emotional Factors: Results of a Mediational Analysis Aimed at Personalizing Mental Health Treatment
di:	University of Jaén	**DOI:**	10.3390/bs12040091
Data:	2022 Mar 25	**Sito web:**	PMC
Editore:	National Library of Medicine (NLM)		

[s70] - https://pmc.ncbi.nlm.nih.gov/articles/PMC9031722/

Autore:	Casandra I Montoro, Pablo de la Coba, María Moreno-Padilla, Carmen M Galvez-Sánchez	**Titolo:**	Narcissistic Personality and Its Relationship with Post-Traumatic Symptoms and Emotional Factors: Results of a Mediational Analysis Aimed at Personalizing Mental Health Treatment
di:	University of Jaén	**DOI:**	10.3390/bs12040091
Data:	2022 Mar 25	**Sito web:**	PMC
Editore:	National Library of Medicine (NLM)		

[s71] - https://pmc.ncbi.nlm.nih.gov/articles/PMC5177643/

Autore:	Harold Dadomo (Department of Neuroscience, University of Parma, Parma, Italy; Parma Schema Therapy Center, Parma, Italy), Alessandro Grecucci (Clinical and Affective Neuroscience Lab, Department of Psychology and Cognitive Sciences, University of Trento, Rovereto, Italy), Irene Giardini (Bologna Schema Therapy Center Bologna, Bologna, Italy), Erika Ugolini (Firenze Schema Therapy Center Firenze, Firenze, Italy), Alessandro Carmelita (Italian Society for Schema Therapy, Sassari, Italy), Marta Panzeri (Department of Developmental Psychology and Socialisation, Padua University, Padova, Italy)	**Titolo:**	Schema Therapy for Emotional Dysregulation: Theoretical Implication and Clinical Applications
DOI:	10.3389/fpsyg.2016.01987	**Data:**	2016 Dec 22
Sito web:	PubMed Central (PMC)	**Editore:**	Frontiers in Psychology

[s72] - https://pmc.ncbi.nlm.nih.gov/articles/PMC6441831/

Autore:	Suzanne Haeyen	**Titolo:**	Strengthening the Healthy Adult Self in Art Therapy: Using Schema Therapy as a Positive Psychological Intervention for People Diagnosed With Personality Disorders
di:	GGNet Mental Health Centre, Apeldoorn, Netherlands; Department Arts Therapies, HAN University of Applied Sciences, Nijmegen, Netherlands; KenVaK, Research Centre Arts Therapies, Heerlen, Netherlands	**DOI:**	10.3389/fpsyg.2019.00644
Data:	2019 Mar 22	**Sito web:**	PMC
Editore:	Frontiers in Psychology		

[s73] - https://pmc.ncbi.nlm.nih.gov/articles/PMC3268672/

Autore:	Stephanie D Stepp, Diana J Whalen, Paul A Pilkonis, Alison E Hipwell, Michele D Levine	**Titolo:**	Children of Mothers with Borderline Personality Disorder: Identifying Parenting Behaviors as Potential Targets for Intervention
di:	University of Pittsburgh School of Medicine, University of Pittsburgh	**DOI:**	10.1037/a0023081
Data:	2011 Jan	**Sito web:**	PMC
Editore:	PubMed Central (PMC)		

[s74] - https://pmc.ncbi.nlm.nih.gov/articles/PMC10761483/

Autore:	Raphaela E Kaisler, Manfred Fede, Ulla Diltsch, Thomas Probst, Yvonne Schaffler	**Titolo:**	Common mental disorders in Gestalt therapy treatment: a multiple case study comparing patients with moderate and low integrated personality structures
DOI:	10.3389/fpsyg.2023.1304726	**Data:**	2023 Dec 20
Sito web:	PMC	**Editore:**	Frontiers in Psychology

[s75] - https://pmc.ncbi.nlm.nih.gov/articles/PMC10187391/

Autore:	Erik C Nook, Adam C Jaroszewski, Ellen F Finch, Lois W Choi-Kain	**Titolo:**	A Cognitive-Behavioral Formulation of Narcissistic Self-Esteem Dysregulation
DOI:	10.1176/appi.focus.20220055	**Data:**	2022 Oct 25
Sito web:	PMC		

[s76] - https://www.ncbi.nlm.nih.gov/books/NBK556001/

Autore:	Paroma Mitra, Tyler J. Torrico, Dimy Fluyau	**Titolo:**	Narcissistic Personality Disorder
di:	StatPearls Publishing	**Data:**	2024/03/01
Sito web:	NCBI Bookshelf	**Editore:**	StatPearls Publishing

[s77] - https://pmc.ncbi.nlm.nih.gov/articles/PMC10187391/

Autore:	Erik C Nook, Adam C Jaroszewski, Ellen F Finch, Lois W Choi-Kain	**Titolo:**	A Cognitive-Behavioral Formulation of Narcissistic Self-Esteem Dysregulation
DOI:	10.1176/appi.focus.20220055	**Data:**	2022 Oct 25
Sito web:	PubMed Central (PMC)		

[s78] - https://pmc.ncbi.nlm.nih.gov/articles/PMC3138327/

Autore:	Alexis K Matusiewicz, Christopher J Hopwood, Annie N Banducci, CW Lejuez	**Titolo:**	The Effectiveness of Cognitive Behavioral Therapy for Personality Disorders
di:	University of Maryland, Michigan State University	**DOI:**	10.1016/j.psc.2010.04.007
Data:	2010 Sep	**Sito web:**	PubMed Central (PMC)
Editore:	The Psychiatric clinics of North America		

[s79] - https://pmc.ncbi.nlm.nih.gov/articles/PMC5819598/

Autore:	Elizabeth L Kacel, Nicole Ennis, Deidre B Pereira	**Titolo:**	Narcissistic Personality Disorder in Clinical Health Psychology Practice: Case Studies of Comorbid Psychological Distress and Life-Limiting Illness
di:	University of Florida	**DOI:**	10.1080/08964289.2017.1301875
Data:	2017 Jul-Sep	**Sito web:**	PubMed Central (PMC)
Editore:	Behavioral medicine (Washington, D. C.)		

[s80] - https://pmc.ncbi.nlm.nih.gov/articles/PMC10187400/

Autore:	Igor Weinberg, Elsa Ronningstam	**Titolo:**	Narcissistic Personality Disorder: Progress in Understanding and Treatment
di:	Department of Psychiatry, Harvard Medical School, McLean Hospital, Belmont, Massachusetts.	**DOI:**	10.1176/appi.focus.20220052
Data:	2022 Oct 25	**Sito web:**	PMC
Editore:	PubMed Central (PMC)		

[s81] - https://pmc.ncbi.nlm.nih.gov/articles/PMC10187400/

Autore:	Igor Weinberg, Elsa Ronningstam	**Titolo:**	Narcissistic Personality Disorder: Progress in Understanding and Treatment
DOI:	10.1176/appi.focus.20220052	**Data:**	2022 Oct 25
Sito web:	PubMed Central (PMC)		

[s82] - https://pmc.ncbi.nlm.nih.gov/articles/PMC5819598/

Autore:	Elizabeth L Kacel, Nicole Ennis, Deidre B Pereira	**Titolo:**	Narcissistic Personality Disorder in Clinical Health Psychology Practice: Case Studies of Comorbid Psychological Distress and Life-Limiting Illness
di:	Department of Clinical and Health Psychology, University of Florida	**DOI:**	10.1080/08964289.2017.1301875
Data:	2017 Jul-Sep	**Sito web:**	PMC
Editore:	Behavioral medicine (Washington, D. C.)		

[s83] - https://pmc.ncbi.nlm.nih.gov/articles/PMC10097942/

Autore:	Ester di Giacomo, Elena Andreini, Ottavia Lorusso, Massimo Clerici	**Titolo:**	The dark side of empathy in narcissistic personality disorder
DOI:	10.3389/fpsyt.2023.1074558	**Data:**	2023 Mar 30
Sito web:	PubMed Central (PMC)	**Editore:**	Frontiers in Psychiatry

[s84] - https://pmc.ncbi.nlm.nih.gov/articles/PMC4955139/

Autore:	Andrada D Neacsiu, Mathew A Tkachuck	**Titolo:**	Dialectical behavior therapy skills use and emotion dysregulation in personality disorders and psychopathy: a community self-report study
di:	University of Mississippi, Duke University Medical Center	**DOI:**	10.1186/s40479-016-0041-5
Data:	2016 Jul 20	**Sito web:**	PubMed Central (PMC)
Editore:	Borderline Personality Disorder and Emotion Dysregulation		

[s85] - https://pmc.ncbi.nlm.nih.gov/articles/PMC10786009/

Autore:	Falk Leichsenring, Peter Fonagy, Nikolas Heim, Otto F Kernberg, Frank Leweke, Patrick Luyten, Simone Salzer, Carsten Spitzer, Christiane Steinert	**Titolo:**	Borderline personality disorder: a comprehensive review of diagnosis and clinical presentation, etiology, treatment, and current controversies
DOI:	10.1002/wps.21156	**Data:**	2024 Jan 12
Sito web:	PubMed Central (PMC)	**Editore:**	World Psychiatry

[s86] - https://dx.doi.org/10.1176/appi.ajp.2013.12040518

Autore:	Lotte L.M. Bamelis, Silvia M.A.A. Evers, Philip Spinhoven, Arnoud Arntz	**Titolo:**	Results of a Multicenter Randomized Controlled Trial of the Clinical Effectiveness of Schema Therapy for Personality Disorders
DOI:	10.1176/appi.ajp.2013.12040518	**Data:**	01 March 2014
Sito web:	American Journal of Psychiatry	**Editore:**	American Psychiatric Association

Fonti delle immagini

Le immagini non elencate sono state create internamente o acquisite con licenza appropriata. Tutti i diritti sono riservati per queste immagini.

Per tutte le altre immagini elencate qui:
Nessuna delle immagini è stata modificata, è stata adattata solo la risoluzione. Nella versione eBook, le immagini sono state compilate in collage numerati. Tutte le immagini rimangono soggette alla loro licenza originale e vengono utilizzate secondo i rispettivi termini di licenza. Se riscontri errori di attribuzione o altre discrepanze, contattaci.

Data della revisione finale dell'immagine: 2025-02-10.

Licenza utilizzata

CC0 http://creativecommons.org/publicdomain/zero/1.0/deed.en

Crediti immagini

[i1] - 001_002_002_image_einschuechterung.jpeg
https://upload.wikimedia.org/wikipedia/commons/f/fd/Plate_2_from_the_%27Disparates%27-_Folly_of_Fear_MET_MM7260.jpg

Date:	circa	**di:**	Pharos
Artista:	Francisco Goya	**License:**	CC0

[i2] - 001_003_003_image_stigmatisierung.jpeg
https://upload.wikimedia.org/wikipedia/commons/d/dd/My_superpower_is...Breaking_the_stigma_on_mental_illness_%2817974676470%29.jpg

Date:	2015-02-02	**di:**	OceanAtoll
Artista:	SAMHSA	**License:**	Public domain

[i3] - 002_002_003_image_achtsamkeit.jpeg
https://upload.wikimedia.org/wikipedia/commons/c/c1/School_children_meditating.jpg

Date:	2014-10-13	**di:**	Farang Rak Tham
Artista:	Kochphon (Honey) Onshawee	**License:**	CC0

[i4] - 004_002_001_image_emotionale_belastung.jpeg
https://upload.wikimedia.org/wikipedia/commons/1/1e/Headache-1557872_960_720.jpg

Date:	2016-07-28	**di:**	U3119842
Artista:	Phee	**License:**	CC0

[i5] - 005_001_001_image_kunsttherapie.jpeg
https://upload.wikimedia.org/wikipedia/commons/b/b2/Fortier_DAKAR_art_therapy_30dec11_300.jpg

Date:	2011-12	**di:**	Oaktree b
Artista:	Photo: VOA - A. Fortier	**License:**	Public domain

[i6] - 005_003_001_image_achtsamkeitsuebungen.jpeg
https://upload.wikimedia.org/wikipedia/commons/9/98/Sukhesikarama_Mindful_Forest_Meditation_Center.jpg

Date:	2024-02-15	**di:**	Cun Cun
License:	CC0		

[i7] - 005_003_001_image_selbstreflexion.jpeg
https://upload.wikimedia.org/wikipedia/commons/1/1f/Self-reflection_At_The_Sea_%28Unsplash%29.jpg

Date:	2016-03-23	**di:**	Fæ
Artista:	lucassankey	**License:**	CC0

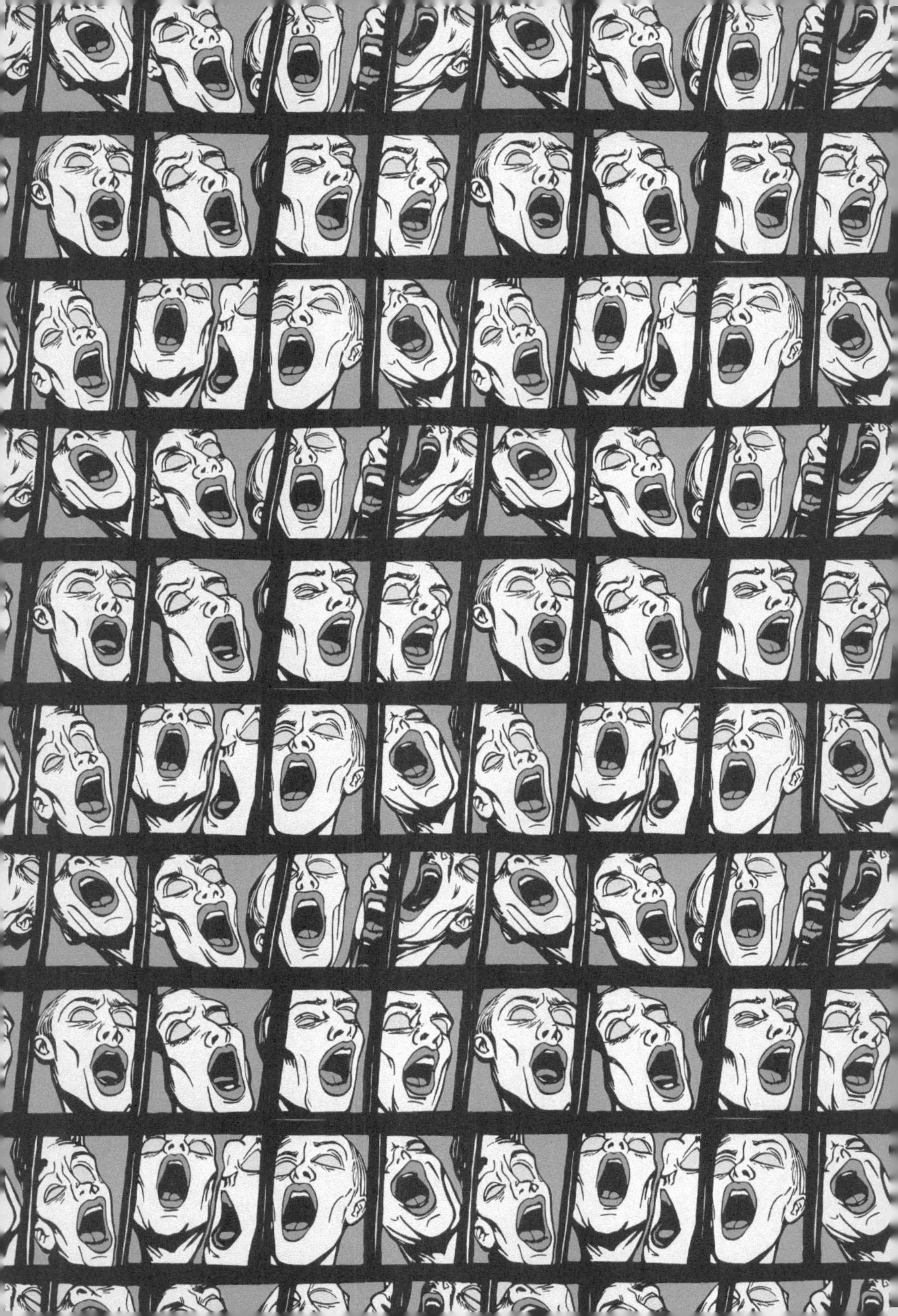

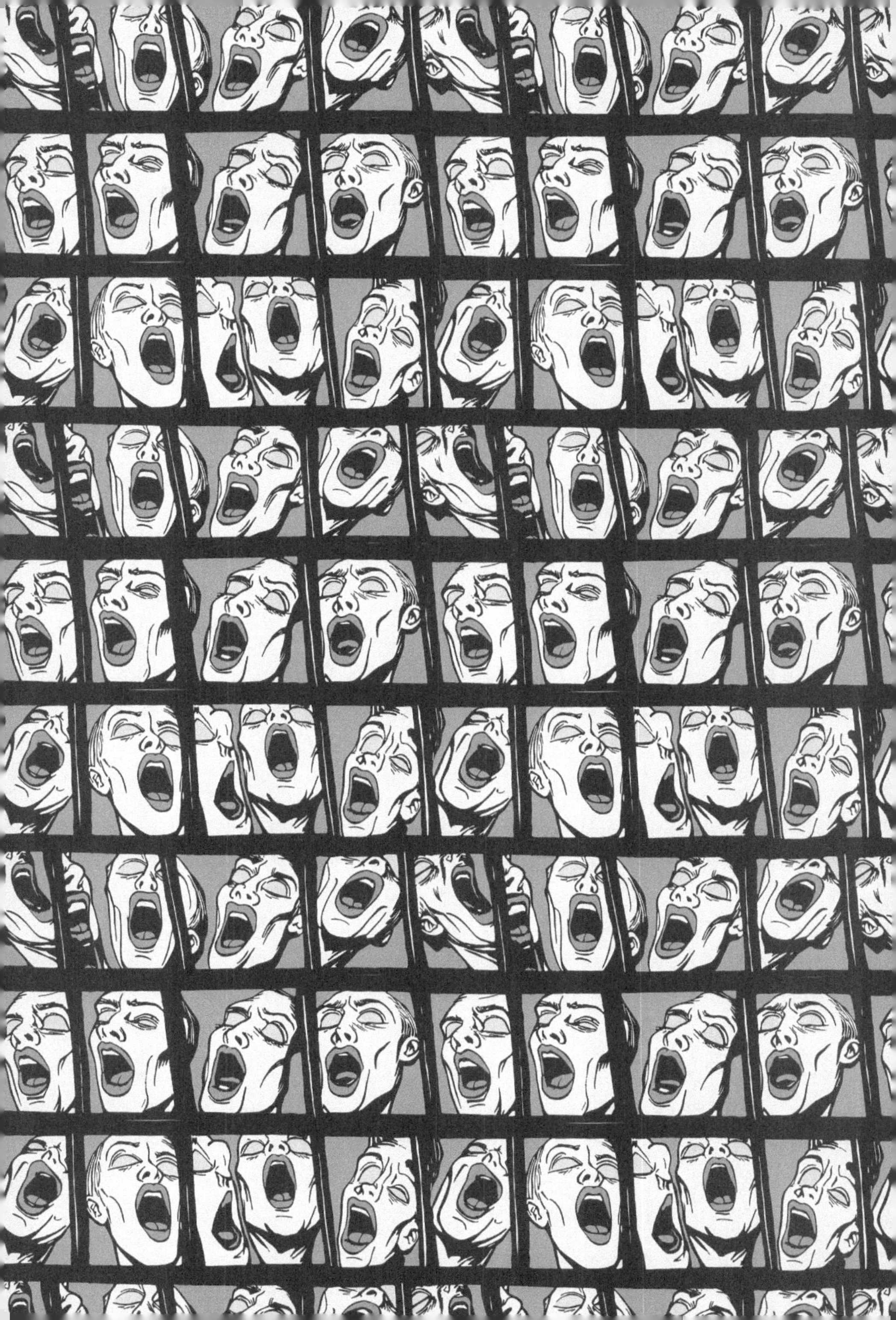

FSC
www.fsc.org
MIX
Papier | Fördert
gute Waldnutzung
FSC® C083411

Kolibri 360 GmbH
Ferdinand-Jühlke-Straße 7
99095 Erfurt, Deutschland
produktsicherheit@kolibri360.de